Auf dem Weg mit Alzheimer

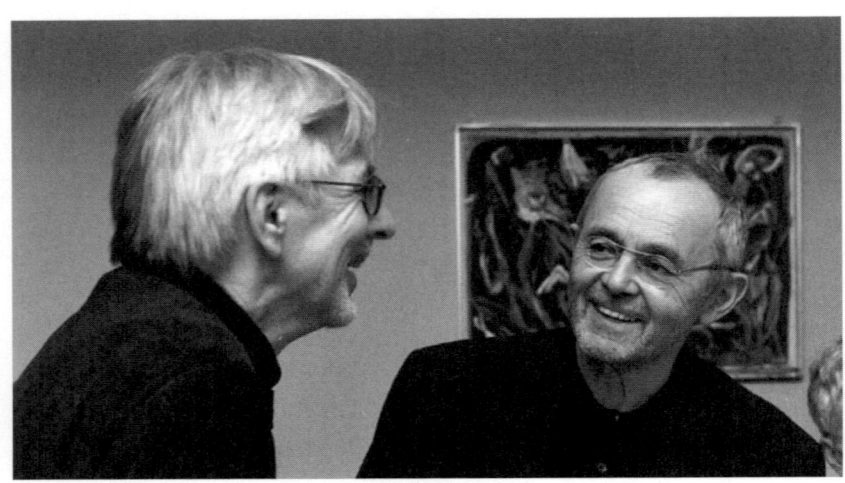

Christian Zimmermann, Werkzeugmacher und mittelständischer Unternehmer aus München, hat sich als einer der ersten Alzheimerbetroffenen in Deutschland in die mediale Öffentlichkeit gewagt. Er ist seitdem auf vielen Kongressen und Veranstaltungen, im Rundfunk und Fernsehen zu erleben gewesen. Im Januar 2010 war Christian Zimmermann Schirmherr der Veranstaltung „Stimmig! Menschen mit Demenz bringen sich ein" in Stuttgart.

Peter Wißmann ist Geschäftsführer und wissenschaftlicher Leiter der Demenz Support Stuttgart gGmbH. Gemeinsam mit dem Gerontologen und Kunsttherapeuten Michael Ganß gibt er die Zeitschrift demenz.DAS MAGAZIN heraus.

Christian Zimmermann, Peter Wißmann

Auf dem Weg mit Alzheimer

Wie sich mit einer Demenz leben lässt

Mabuse-Verlag
Frankfurt am Main

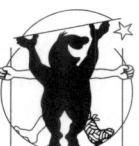

Bibliografische Information der Deutschen Nationalbibliothek

Die Deutsche Nationalbibliothek verzeichnet diese Publikation in der
Deutschen Nationalbibliografie; detaillierte bibliografische Angaben
sind im Internet unter http://dnb.d-nb.de abrufbar.

Informationen zu unserem gesamten Programm, unseren AutorInnen und zum
Verlag finden Sie unter: www.mabuse-verlag.de.

Wenn Sie unseren Newsletter zu aktuellen Neuerscheinungen und anderen
Neuigkeiten abonnieren möchten, schicken Sie einfach eine E-Mail mit dem
Vermerk „Newsletter" an: online@mabuse-verlag.de.

© 2011 Mabuse-Verlag GmbH
Kasseler Str. 1 a
60486 Frankfurt am Main
Tel.:   069–70 79 96–13
Fax: 069–70 41 52
verlag@mabuse-verlag.de
www.mabuse-verlag.de

Satz: Björn Bordon/MetaLexis, Niedernhausen
Umschlaggestaltung: Caro Druck GmbH, Frankfurt am Main
Umschlagfoto: © Werner Krüper, Steinhagen

Druck: fgb • freiburger graphische betriebe, Freiburg i. Br.
ISBN: 978-3-940529-90-9
Printed in Germany
Alle Rechte vorbehalten

Inhaltsverzeichnis

Der Diagnose ins Gesicht sehen

Fragen

Das Leben weiterleben

Die Dinge in die Hand nehmen

Wie Sie weitermachen können

Alzheimer lässt grüßen!

Oder: Könnte dieses Buch für Sie interessant sein?

Die Neugier steht immer an erster Stelle
eines Problems, das gelöst werden will.
Galileo Galilei

„Alzheimer lässt grüßen!" Haben Sie einen solchen Satz auch schon einmal gehört oder vielleicht selbst ausgesprochen? Wenn ein Mensch etwas vergisst, nach einem bestimmten Wort sucht, ohne es gleich zu finden, dann kann es schon einmal geschehen, dass ein anderer witzelt: „Hi, hi, Alzheimer lässt grüßen."

Alzheimer – ein Wort, das mittlerweile Eingang in den allgemeinen Sprachgebrauch gefunden hat. Auch in Witze und Späße.

Jedermann glaubt zu wissen, worum es geht. Ehrlich gesagt: Oft sind es vage Vorstellungen, ganz oft auch Zerrbilder, die mit der Realität wenig gemeinsam haben. „Horror Demenz" lautete beispielsweise vor kurzer Zeit der Titel einer Freitagabend-Talkshow im Fernsehen. Wer hat sich so etwas nur ausgedacht? Das ist ja das Problem: Viele Leute fühlen sich berufen, über Alzheimer und Demenz zu reden, die ihr Wissen nur aus Medienberichten beziehen. Und diese Berichte sind oft platt, falsch und reißerisch.

Expertenwissen zweierlei Art

Mein Wissen über Alzheimer hat eine andere Grundlage. Ich lebe mit Alzheimer. Und das schon seit mehreren Jahren. Das erlaubt es mir, mich oftmals kopfschüttelnd abzuwenden, wenn ich solche Titel und Medienberichte sehen oder hören muss. Natürlich könnte auch ich nicht sagen: „Weil ich Alzheimer habe, weiß ich automatisch, wie es allen anderen Menschen damit geht." Das wäre anmaßend. Aber ich kenne Alzheimer eben aus dem Innenerleben, aus dem täglichen Erleben als Betroffener. Das ist etwas ganz anderes, wie wenn sich als Fachleute fühlende Personen aus einer Distanz und durch ihre jeweilige Brille als Arzt, Pflegekraft, Wissenschaftler und ja auch aus der Perspektive eines Angehörigen auf Alzheimer schauen.

Ich heiße Christian Zimmermann und wurde 1950 im bayerischen Traunstein geboren. Im Jahr 2007 wurde bei mir das diagnostiziert, was man gemeinhin als Alzheimerdemenz bezeichnet. Seitdem lebe ich mit ihm, mit „Dr. Alzheimer", wie ich meinen seitdem ständigen Begleiter nenne. Von Beruf bin ich Werkzeugmacher. Bis zu der Alzheimerdiagnose habe ich gemeinsam mit meiner Frau und meiner Tochter ein kleines mittelständisches Unternehmen geleitet. Ich bin schon Großvater und lebe mit meiner Familie in München.

Mein Partner ist Peter Wißmann. Er ist seit vielen Jahren beruflich mit dem Thema beschäftigt und kennt das Phänomen Alzheimer auch aus der eigenen Familie. Wir haben seit mehreren Jahren miteinander zu tun und dabei schon viele Dinge gemeinsam auf die Beine gestellt – Interviews, Gesprächsrunden bei Veranstaltungen, Artikel für Zeitschriften.

Das Buch

Dieses Buch ist etwas Neues.

In ihm wollen wir zwei Arten von Expertenwissen zusammenführen: Das Wissen eines Experten aus eigener Erfahrung und Betroffenheit sowie das Wissen einer beruflich mit dem Thema Alzheimer beschäftigten Person. Doch auch dieses Wissen speist sich zu einem großen Teil aus den Erfahrungen betroffener Menschen und verbindet diese mit Erkenntnissen aus der „klassischen" Fachwelt.

Unser Buch ist einerseits eine Art Ratgeber. Aber keiner, der vorgibt allgemeingültige Ratschläge für andere Menschen formulieren zu können.

Aber einer, der Anregungen und Denkanstöße geben will. Diesem Zweck dienen auch die Fragen am Ende jedes Kapitels. Nehmen Sie sich die Zeit, diese Fragen einmal für sich zu beantworten.

Unser Buch ist vor allem aber ein Mutmacherbuch. Anhand eines gelebten Beispiels und vielfältiger anderer Erfahrungen will es zeigen, dass und wie es sich mit Alzheimer leben lässt. Jeder wird seinen eigenen Weg finden müssen. Doch kann man aus der Auseinandersetzung mit dem konkreten Beispiel in diesem Buch sicherlich Kraft und Motivation für seine individuelle Suche schöpfen.

Könnte dieses Buch für Sie interessant sein?

Das können natürlich nur Sie selbst beurteilen. Falls aber eine der folgenden Beschreibungen auf Sie zutrifft, dann zählen Sie auf jeden Fall zu einer Personengruppe, die wir im Auge hatten, als wir die Idee zu diesem Buch entwickelten:

— Ich bemerke in letzter Zeit immer häufiger bei mir beunruhigende Anzeichen von Vergesslichkeit und bin unsicher, was sich dahinter verbirgt. Oder ich bemerke solche Dinge bei einer anderen, mir nahestehenden Person.

— Ich habe die Diagnose Alzheimer – oder Demenz – erhalten und muss nun damit leben und zu Recht kommen. Oder: Eine mir nahestehende Person hat eine solche Diagnose erhalten.

— Ich möchte einfach einmal hören, wie ein anderer Mensch in dieser Lage damit klar kommt, mit Alzheimer zu leben.

— Ich bin als Berater, als Begleiter, als Pflegender oder als Arzt tätig. Es hilft mir, zu erfahren, wie ein Betroffener Dinge erlebt. Von wem soll ich es sonst erfahren?

— Ich bin ein so genannter pflegender Angehöriger. Weiß ich deshalb wirklich, was der andere denkt, fühlt und sich wünscht?

— Ich bin kein pflegender Angehöriger und auch kein beruflicher Helfer. Aber es könnte ja auch mich oder ein Familienmitglied treffen – oder meinen Freund, die Nachbarin, den Kollegen aus dem Verein.
— Ich habe Angst vor Alzheimer. Vielleicht kann mir dieses Buch dabei helfen, diese Angst etwas abzubauen.

Falls es Sie interessiert, wie dieses Buch entstanden ist und wie wir unseren Arbeitsprozess gestaltet haben, schlagen Sie einfach die nächsten Seiten auf.

Weil dieses Buch etwas Neues darstellt, würden wir uns sehr über Rückmeldungen unserer Leserinnen und Leser freuen. Im Kapitel 21 finden Sie mehr Informationen.

Christian Zimmermann und Peter Wißmann

Aber bitte mit Schokolade!

Wie dieses Buch entstand

Die einzig sichere Waffe gegen schlechte Einfälle sind gute Einfälle.
Whitney Griswold

Wir Autoren dieses Buches und eine Reihe anderer Menschen waren in den letzten zwei Jahren viel unterwegs, um dafür zu sorgen, dass die Stimmen von Alzheimerbetroffenen endlich zu Gehör kommen können. Nach einer unserer gemeinsamen Veranstaltungen entstand die Idee, ein gemeinsames Buch zu schreiben.

Ein Jahr zuvor hatte die *Demenz Support Stuttgart gGmbH* bereits ein anderes Buch herausgebracht, in dem Menschen mit Demenz ihre Geschichten erzählen und Wünsche und Forderungen an ihre Umwelt formulieren. Das hatte es im deutschsprachigen Raum zuvor noch nicht gegeben und entsprechend groß war dann auch das Interesse. Unter dem Stichwort „Unterstütztes Schreiben" hatten Mitarbeiter der *Demenz Support* Gespräche mit Betroffenen geführt, diese in Textform gebracht und dann wieder mit den Gesprächspartnern besprochen.

Nach öffentlichen Gesprächen werde ich oft von Veranstaltungsbesuchern angesprochen. Sie sagen mir, wie wichtig und ermutigend es für sie ist, einmal von einem Experten aus eigener Betroffenheit zu hören, wie er gelernt hat, mit Alzheimer zu leben. Und so entstand der Plan, diese Erfahrung noch viel mehr Menschen in Form eines neuen Buches zugänglich zu machen. Meine Kompetenz und Erfahrung als Betroffener sollte dabei im Zentrum stehen und mit der Expertise eines beruflichen Fachmanns in Form „Unterstützten Schreibens" verknüpft werden.

Ich habe bisher keine Bücher oder Artikel geschrieben. Mein Autorenpartner ist das Schreiben von Büchern und Artikeln hingegen gewohnt. Für uns beide war die spezielle Form unserer Zusammenarbeit an dem Buch spannend und lehrreich.

Tee und Schokolade

Das vorliegende Buch ist aus vielen Gesprächen entstanden, die wir in meiner Küche in München geführt haben. Wir haben stundenlang über die Fragen, die im Buch behandelt werden, geredet und dabei Unmengen an Schokolade verspeist. Nachgespült wurde mit vielen Litern Tee.

Peter Wißmann hat die Ergebnisse unserer Gespräche, die auf Band festgehalten wurden, dann in Stuttgart zu Texten verarbeitet. Dort, wo im Buch in der Ich-Form gesprochen wird, geht es um meine, also um Christian Zimmermanns, ganz persönlichen Erfahrungen, Geschichten, Beispiele und Überlegungen. Alle anderen Textteile stellen unsere gemeinsamen Aussagen und Informationen dar. Eingeflossen sind an vielen Stellen auch die Erfahrungen anderer Alzheimerbetroffener, mit denen wir in Kontakt stehen. Zitate aus anderen Büchern oder Zeitschriften wurden von Peter Wißmann hinzugefügt.

Der komplette Text wurde von uns abschließend gemeinsam angeschaut und besprochen. Sind alle Aussagen richtig wiedergegeben? Sind wir mit den gewählten Formulierungen einverstanden? Treffen Sie das, was zum Ausdruck gebracht werden sollte?

Der gesamte Arbeitsprozess war bis zu diesem Punkt nur zwischen uns beiden Autoren gelaufen. Es war uns wichtig, zum Schluss noch einen kritischen Blick von außen einzuholen. Wir haben meine Frau Christa daher gebeten, einen Blick auf den Text zu werfen. Nicht, um sich inhaltlich korrigierend einzubringen, sondern einzig und allein unter dem Blickwinkel: Hat sie das Gefühl, dass das Geschriebene stimmig ist?

Soweit vom Verlag anschließend am Manuskript noch kleinere Veränderungen vorgenommen wurden, betrafen diese nur grammatikalische Verbesserungen und Schreibfehlerkorrekturen und wurden in jedem Einzelfall mit den beiden Autoren abgestimmt.

Der Diagnose ins Gesicht sehen

1. Da ist doch was!

Wenn man plötzlich Veränderungen bei sich feststellt

Alle Kraft des Menschen wird erworben durch Kampf
mit sich selbst und Überwindung seiner selbst.
Johann Gottlieb Fichte

„Guten Tag! Hier ist Dieter Rundel. Ich wollte noch mal nachfragen, für wann wir uns genau verabredet haben. Ist das nun am Dienstag oder am Donnerstag?"

Wer bitte schön ist Herr Rundel? Und wieso soll ich mit diesem Herrn verabredet sein? Gut, dass der Anrufer mich jetzt nicht sehen kann. Zu sehen bekäme er nämlich einen ziemlich bestürzten und verwirrten Menschen.

Kennen Sie solche Situationen? Situationen, in denen Sie das Gefühl haben, gerade einen Schlag vor den Kopf erhalten zu haben? Nichts mehr verstehen? Mit Sicherheit kennen Sie das, denn fast jedem Menschen widerfährt so etwas. Mal weniger und mal öfter. Das ist ja auch der Grund, warum man bei einem Anruf wie dem von Herrn Rundel heftig verwirrt und verunsichert reagiert. Aber dann ist es einige Zeit später auch wieder vergessen und nur noch eine Episode, über die man vielleicht sogar lachen kann.

Wenn so etwas aber öfters geschieht – wie ist das dann? Bei mir kamen irgendwann immer öfter solche Aussetzer und kleinen Fehler vor. Ich bin stets ein Spitzenhandwerker gewesen. Doch dann habe ich mich schon das ein oder andere Mal mit dem Meterstab ordentlich verhauen. Einmal habe ich mir mit der Säge einen Schnitt im Daumen zugefügt. *„Nichts Besonderes"*, wird sich jetzt mancher sagen. Für mich aber schon. Früher hatte es so etwas nie gegeben. Irgendwann hatte ich dann zuhause in der Küche einen Blackout, ich bin richtig eingeklappt. Meine Schwiegermutter dachte, ich würde wieder einmal einen meiner Späße machen. Das war aber kein Spaß. Das war ernst.

Die Frage, vor der jeder steht, dem so etwas widerfährt, lautet: Wie soll ich damit umgehen?

Klar ist, dass solche Erlebnisse jedem, der sie erlebt, gehörig Angst machen. Darum ist die erste Reaktion auch fast immer: Ignorieren! Ist schon nicht so schlimm, sagt man sich dann und versucht die unangenehmen Erlebnisse aus dem Gedächtnis zu verdrängen. Während man aber gerade andere Dinge immer öfter vergisst, gelingt dieses „Einfach aus dem Gedächtnis Streichen" hier eben nicht. Die Sorge bleibt.

Ich habe das auch erst einmal zur Seite geschoben. Dann habe ich mir aber recht schnell gesagt, dass ich etwas tun muss.

Das Dumme ist ja, dass auch die anderen, zuallererst natürlich der Partner, die Partnerin oder andere nahestehende Personen, irgendwann etwas bemerken. Das ist einem verständlicherweise peinlich und unangenehm. Also versucht man die Tatsache, dass immer öfter Vergessensspannen oder Orientierungsprobleme auftauchen, fleißig zu kaschieren.

Aber: Dass solche Pannen und Probleme vorkommen, muss ja nicht automatisch heißen, dass man das hat, was die meisten Alzheimer nennen.

Es kann auch andere Ursachen dafür geben, es kann vielleicht nur halb so schlimm sein, es kann sich alles vielleicht auch wieder legen.

Oft sind es aber eben doch die ersten Anzeichen eines Prozesses, in dem sich die Fähigkeiten des Gehirns nachhaltiger als bei anderen Menschen verändern.

Und weil viele Menschen Angst vor Alzheimer haben, heißt die Strategie dann häufig: Erst einmal ignorieren und versuchen, es möglich vor anderen zu verbergen.

Nur ist das keine sehr erfolgversprechende Strategie. Man selbst kann es eben nicht vergessen. Und die anderen merken es ja doch. Das führt in der Regel zu vielen schlechten Gefühlen, zu Streit und zu Zwistigkeiten und macht das Leben für alle Beteiligten schwierig.

Sicher, wenn Angehörige im Spiel sind, machen die es einem auch nicht immer unbedingt einfach, sich zu „outen". Schließlich haben Sie fast immer genauso viel Angst wie der Betroffene selbst, schließlich machen auch sie sich Sorgen. Oft ist es dann so, dass diese Ängste und Sorgen sich in Vorwürfen an den anderen äußern: „Du strengst dich nur nicht an!" Oder: „Machst du das, um mich zu ärgern?"

Wenn Angehörige oder andere Vertrauenspersonen so reagieren, ist das verständlich. Aber es hilft dem Betroffenen leider gar nicht.

Darum sollte man das im eigenen Interesse zu durchbrechen versuchen. So schwer es auch ist: Man sollte nichts verdrängen, nichts ignorieren, nichts zu vertuschen versuchen. Man sollte lieber offen mit dem Partner, der Partnerin oder wem auch immer darüber sprechen. Dann können auch die Ängste beider Seiten zur Sprache kommen.

Vor allem hat man aber dann die Chance, sich aus einem Teufelskreis zu befreien und wieder handlungsfähig zu werden.

Man kann beginnen, gemeinsam zu überlegen: Was soll nun geschehen? Wo kann man erst einmal abchecken lassen, was es mit diesen zunehmenden Gedächtnis- und Orientierungsschwierigkeiten auf sich hat?

Und wenn kein Partner vorhanden ist? Überlegen Sie, wer die für sie wichtigsten und Ihnen nahestehenden Menschen sind. Das kann ja auch der Freund oder die Freundin, die weiter weg lebende Cousine oder ein alter Arbeitskollege sein. Weihen Sie diese Menschen ein, suchen Sie sich also Verbündete, mit denen Sie die weiteren Schritte gehen können.

Klingt das alles zu einfach? Zugegeben, das hört sich einfacher an, als es in der Wirklichkeit oft ist. Ich habe mich jedenfalls gleich für ein offenes Vorgehen entschieden und ich habe es nicht bereut.

Da ist doch was!

Fragen

— Sind Ihnen Situationen wie die in diesem Kapitel beschriebenen aus eigenem Erleben bekannt?
— Was lösen diese bei Ihnen aus?
— Wie gehen Sie mit Ihnen um?
— Wenn Sie Veränderungen an sich bemerken würden – wem würden Sie sich am ehesten anvertrauen können?
— Haben Sie Angst vor Alzheimer?
— Was wissen Sie denn darüber und woher haben Sie dieses Wissen?
— Kennen Sie jemanden, der selbst Alzheimer hat und den Sie einmal ansprechen könnten?

2. Und jetzt erzähl ich meine Geschichte

Der Arztbesuch

Rezepte auszustellen ist leicht, aber sich mit Menschen zu einigen ist schwer.
Franz Kafka

Habe ich mich erst einmal dazu entschieden, die mich beunruhigenden Anzeichen von Vergesslichkeit oder anderen Problemen nicht einfach zu ignorieren, steht ein Arztbesuch an. Und der ist fast immer mit großen Ängsten verbunden. Wird am Ende vielleicht ein Wort stehen, vor dem ich mich fürchte – Alzheimer?

Doch bevor es zu einer eventuellen Diagnose kommen sollte – eine Diagnose erfolgt ja schließlich nicht gleich beim ersten Arztbesuch –, bleiben andere Fragen und Sorgen:

Was erwartet mich beim Arzt? Wie werde ich dort behandelt werden? Finde ich dort ein offenes Ohr für meine Ängste? Und werde ich überhaupt verstehen, was mir der Arzt sagen wird?

Der erste Arztbesuch

Arzt ist nicht gleich Arzt. Sie müssen zwei Dinge tun: Sie müssen versuchen, den richtigen Arzt zu finden. Und sie sollten sich gut auf den Arztbesuch vorbereiten.

Als sich bei mir die beunruhigenden Zeichen vermehrten, bin ich schließlich zum Arzt, in diesem Fall einer Ärztin, gegangen. Ich wollte etwas tun, muss aber ehrlicherweise gestehen, dass ich an eine Hirnhautentzündung und dergleichen mehr gedacht habe, nicht aber an Alzheimer. Und darum war ich, anders als hier vorgeschlagen, auch nicht wirklich gut vorbereitet. Vielleicht sollte man sich besser immer auf alle Möglichkeiten einstellen – auch auf die Möglichkeit, Alzheimer zu haben.

Den richtigen Arzt finden

Was ist in diesem Fall ein richtiger Arzt? In der Regel wird man ja zuerst zu seinem Hausarzt gehen, später dann vermutlich auch zu einem Facharzt, einem Neurologen beispielsweise. Doch ob Haus- oder Facharzt: Wie sollte der passende Arzt sein? Hier ein paar Hinweise:

Er lässt sich viel Zeit für das Gespräch mit Ihnen. Es geht um etwas Ernstes, das kann man nicht zwischen Tür und Angel abhandeln. Er lässt vor allem *Sie* erzählen! Viele Betroffene berichten, dass ihr Arzt nicht so genau darauf hört, was ihnen ihr Patient zu erzählen hat, sondern gleich mit eigenen Einschätzungen und Aussagen daherkommt. Das ist aber nicht, was Sie jetzt brauchen.

Andere Betroffene berichten, dass der Arzt gar nicht so sehr mit ihnen, sondern vor allem mit einer Begleitperson, beispielsweise dem Ehepartner, spricht. Aber *Sie* sind die Person, um die es in diesem Moment eigentlich gehen sollte!

Ein guter Arzt konzentriert sich auf Ihre Geschichte und wird Sie immer ermutigen, diese in der Ausführlichkeit zu berichten, die Ihnen eben notwendig erscheint. Er wird wissen, dass *Sie* sein Patient und Hauptansprechpartner sind und erst in zweiter Linie andere Personen und Kümmerer. Und er wird mit Ihnen in einer Sprache sprechen, die Sie auch verstehen. Es ist das gute Recht eines jeden Menschen, von seinem Arzt zu verlangen, sich in einer verständlichen Sprache auszudrücken. Fordern Sie das ruhig ein!

Ein guter Arzt wird nicht versuchen, Ihnen eine bestimmte Sicht aufzupfropfen, sondern Ihnen helfen, *Ihre* Geschichte und *Ihre* Interpretation zu erzählen und einzubringen. Er wird am Ende des Gespräches danach fragen, ob alles gesagt oder ob noch Fragen offengeblieben sind.

Es gibt Ärzte, die kennen sich nicht besonders gut mit Fragen des Alters und der Gehirnalterung aus. Und es gibt solche, die ein sehr einseitiges und negatives Bild von Alzheimer haben. Aber wie sollen Ihnen solche Ärzte weiterhelfen können?

Viele Ärzte wissen recht wenig über das, was außerhalb ihrer Praxis geschieht. Welche Unterstützungsmöglichkeiten es für Menschen mit Gedächtnisproblemen und Alzheimer generell und speziell in ihrer Stadt gibt, ist dann völlig unbekannt. Aber solche Informationen brauchen Sie und der Arzt sollte eine wichtige Stelle sein, die über diese Informationen verfügt und sie an Sie weitergeben kann. Um im Bild des „richtigen" oder „guten" Arztes zu bleiben: Ein solcher kennt sich aus und ist mit vielen nicht-medizinischen Partnern vernetzt. Achten sie darauf und fragen Sie Ihren Arzt ruhig danach.

Sich vorbereiten

Wenn man sich endlich zu einem Arztbesuch durchgerungen hat, sollte man sich gut vorbereiten.

Was wollen Sie dem Arzt berichten? Wie wollen Sie es ihm erzählen? Beginnen Sie doch einige Zeit vor dem Besuch in der Praxis ein kleines Tagebuch zu führen. Notieren Sie dort, was Ihnen alles auffällt und sie beunruhigt.

Wenn Sie nichts oder kaum etwas über das Thema Gehirnalterung oder Alzheimer wissen, können Sie im entscheidenden Moment auch nicht die richtigen Fragen stellen. Besorgen Sie sich vor dem anstehenden Arztbesuch daher Informationen zu diesem Thema und machen Sie sich sachkundig. Im Kapitel 23 geben wir dazu ein paar Tipps.

Bereiten Sie dann eine Checkliste für den Besuch beim Arzt vor. Schreiben Sie dort alle Aspekte, die Sie ansprechen möchten, und Ihre Fragen an den Arzt auf. Die Checkliste wird Ihnen helfen, in einer für Sie aufregenden Situation nichts zu vergessen und Herr der Lage zu bleiben.

Wenn es irgendwie geht, nehmen Sie eine vertraute Person als Unterstützung mit. Vier Ohren hören mehr als zwei und eine zweite Person kann mit kontrollieren, ob auch nichts vergessen wird. Dieser Verbündete wird in vielen Fällen ein nahestehender Angehöriger, beispielsweise ein Ehepartner, sein. Oft ist es ja gerade diese Person, die überhaupt den Anstoß für den Besuch in der Praxis gegeben hat.

Seinen Ehepartner, sein erwachsenes Kind oder eine vergleichbare Person dabei zu haben, ist natürlich meistens sehr hilfreich und emotional stützend. Aber es kann auch problematisch sein. Oftmals ist dieser emotional sehr eng mit Ihnen verbundene Mensch ja mit der Situation selbst so überfordert und von Ängsten bedrängt, dass die Situation beim Arzt eher eine Belastung für alle Beteiligten denn eine Hilfe für Sie darstellt. In diesem Fall sollte man darüber im Vorfeld offen sprechen und gemeinsam überlegen, welche andere Person Sie besser begleiten könnte.

Es gibt durchaus auch Angehörige, die sehr bestimmend auftreten und bei denen zu befürchten steht, dass sie das Gespräch beim Arzt stark beherrschen würden. Machen Sie sich aber klar, dass es um *Ihr* Gespräch geht, nicht um das eines anderen! Eine zu dominante Person ist daher auch kein Verbündeter, wie er in der anstehenden Situation benötigt wird.

Besser wird es in diesen Fällen also sein, eine andere Vertrauensperson für die Begleitung zum Arzt zu gewinnen. Sollte dies nicht möglich sein, dann bleibt aber noch eine andere Möglichkeit: Bitten Sie den Arzt ruhig schon im Vorfeld, das Gespräch in seiner Praxis zu unterteilen. Der eine Teil kann mit Ihnen und mit Ihrem begleitenden Angehörigen stattfinden. Der andere Teil sollte jedoch nur zwischen Ihnen und dem Arzt stattfinden. Es wird vermutlich immer Dinge geben, die Sie schon aus Sorge, den anderen damit zu belasten, in Anwesenheit Ihres Angehörigen nicht ansprechen würden. Doch ist es wichtig, alles anzusprechen, was Sie bewegt!

Sich auf den Arztbesuch vorbereiten: Dazu können auch Gespräche mit anderen Menschen, die das selbst schon erlebt haben, einen wichtigen Beitrag leisten. Das ist natürlich nicht ganz so einfach zu arrangieren. Vielleicht gibt es aber in Ihrer Nähe Menschen, die mit Alzheimer leben und bereit sind, ihre Erfahrungen mit anderen zu teilen.

Natürlich ist es gar nicht so einfach, den „richtigen" Arzt zu finden. Weiterhelfen können oft spezialisierte Beratungsstellen oder die Alzheimergesellschaft in Ihrer Stadt. Und ganz wichtig sind auch hier die konkreten Erfahrungen, die betroffene Menschen mit Ärzten gemacht haben. Selbsthilfegruppen können dabei eine gute Informationsquelle sein (siehe Kapitel 18).

Die Diagnoseeröffnung

Nach einer Reihe von Arztterminen und Untersuchungen kommt irgendwann dann der Punkt, an dem Ihnen ein Mediziner oder ein Psychologe eine Diagnose mitteilen wird. Diese könnte dann Demenz vom Alzheimertyp oder ähnlich heißen. Oft gibt es noch einen Zusatz: *vermutlich* vom Alzheimer Typ. So genau weiß es die Medizin eben auch nicht.

Als ich nach einer Reihe von Untersuchungen in das Arztzimmer hineingerufen wurde, zeigte mir die Ärztin Aufnahmen von meinem Gehirn und machte dazu Ausführungen. Dann gab es eine Pause. Meine Frau, die dabei war, fragte dann: *„Und was ist jetzt?"* Und die Antwort lautete: *„Es ist Alzheimer."* Aber auch bei mir hieß es dann: *„Hundertprozentig kann man das natürlich nicht sagen."*

Unabhängig davon fühlen sich viele Menschen durch den Umstand erleichtert, dass die von Ihnen erlebten Veränderungen nun einen konkreten Namen erhalten und eingeordnet werden können. Andere haben genau damit ein großes Problem. Nicht allein, weil die Alzheimerdiagnose keineswegs so eindeutig ist, wie sie vorzugeben scheint, sondern vor allem, weil der Begriff Alzheimerkrankheit in unserer Gesellschaft sehr negativ belastet ist und von den Betroffenen oft als sehr abwertend empfunden wird.

Wie auch immer: Die Diagnoseeröffnung stellt einen sehr sensiblen Punkt dar, der aber leider oft sehr unsensibel abgehandelt wird. Es gibt unzählige Berichte von Betroffenen darüber, wie ihnen ohne Vorwarnung und Erläuterungen die Diagnose mitgeteilt und sie dann mit ihren Fragen, Ängsten und dem Schock nach Hause entlassen wurden.

Dass jemand, der so handelt, mit Sicherheit nicht der „richtige" Arzt für Sie ist, dürfte klar sein. Da heißt es: Sofort wechseln!

Wichtig sind in Vorbereitung der Diagnoseeröffnung die meisten Dinge, die schon benannt wurden, also: sich gut vorbereiten, einen Verbündeten mitnehmen und auch den so genannten Worst Case, den schlechtesten anzunehmenden Fall, mit einkalkulieren. Er muss ja nicht so eintreten. Aber vorbereitet sollte man sein.

Fragen

— Brauchen Sie eher eine Zuschreibung/ein Wort, um Klarheit für sich zu gewinnen?
— Oder ist es Ihnen wichtiger, nicht mit einem Etikett belegt zu werden?
— Wen würden Sie zu einem Arztbesuch als Vertrauten mitnehmen wollen? Wen könnten Sie sich als Verbündeten vorstellen?
— Kennen Sie Betroffene, Selbsthilfegruppen, die Alzheimergesellschaft und Beratungsstellen in Ihrer Nähe, an die Sie sich wenden können?

Anregung

Wenn Sie beim Arzt oder bei der Ärztin sind:

— Nimmt er oder sie sich ausreichend Zeit für Sie?

— Lässt er oder sie wirklich *Sie* erzählen, oder spricht überwiegend der Mediziner?

— Haben Sie den Eindruck, dass er oder sie sich für Sie und für Ihre Geschichte aufrichtig interessiert?

— Wenn eine Begleitperson anwesend ist: Spricht der Arzt oder die Ärztin hauptsächlich mit ihr oder mit Ihnen?

— Haben Sie den Eindruck, dass er oder sie sich mit Fragen des Alters und auch mit Alzheimer auskennt?

— Spricht er oder sie vorwiegend in Fachkauderwelsch oder bemüht sich Ihr Gegenüber um eine verständliche Ausdrucksweise?

— Haben Sie den Eindruck, dass er oder sie selbst von Alzheimer und Demenz ein sehr negatives Bild hat?

— Wird deutlich, ob der Arzt oder die Ärztin mit anderen, beispielsweise mit Beratungsstellen oder Selbsthilfegruppen zusammenarbeitet?

3. Was nun?

Die schwierige Zeit nach der Diagnose

Wer die Arme sinken lässt, der ist überall verloren.
Wilhelm Rabe

Ich weiß noch, wie ich damals aus der Arztpraxis herausging. Meine Frau war an meiner Seite. Sie war auch dabei gewesen, als die Ärztin mir verkündet hatte, was nun bestimmend für mein Leben sein würde: *„Es ist Alzheimer!"* Am Anfang war ich entsetzt, wie erstarrt. Als Erleichterung habe ich die Diagnose nicht erlebt.

Andere Betroffene schildern ähnliche Gefühle – Helga Rohra, Demenzbetroffene aus München, nachdem sie ihre Diagnose mitgeteilt bekommen hat: *„In diesem Moment hatte ich das Gefühl, ich würde in ein Loch rutschen. Ich konnte überhaupt nicht mehr zuhören."*

Der Schock trifft! Trifft hart! Manch einer hat es wohl schon geahnt und erwartet. Den anderen trifft es ganz unvorbereitet – so, wie mich damals. Wie auch immer, nun steht es scheinbar schwarz auf weiß im Raum: Alzheimer!

Wie soll, wie kann man jetzt damit umgehen?

Der Gedanke daran, dass man Alzheimer haben soll, wird einen nun nicht mehr verlassen. Aber vielleicht kann es jetzt ganz hilfreich sein, diesen Gedanken erst einmal ein wenig zurückzustellen, es zumindest zu versuchen. Damit ist kein Verdrängen, kein Leugnen gemeint. Nur eine Besinnungspause. Oft hilft es, bei Problemen und ungewohnten Situationen, erst einmal einen Schritt zurückzutreten und etwas Abstand zu gewinnen. Das habe ich auch in den ersten Tagen getan.

Man braucht am Anfang Zeit, bis man wirklich realisiert, was da über einen gekommen ist! Gönnen Sie sich diese Zeit ruhig. Und tun Sie auch etwas Schönes – wenn es geht.

Wem sich anvertrauen?

Eine wichtige Frage wird sein: Wem soll man sich nun anvertrauen? Bei wem kann man sich die seelische Unterstützung holen, die man braucht?

Oftmals wird das ein naher Angehöriger sein, der den vorangegangenen Prozess begleitet hat und vielleicht auch bei der Diagnoseeröffnung dabei war, vielleicht der Ehepartner, die Tochter oder der Sohn.

Aber ohne jemandem weh tun zu wollen: Nicht immer ist es dieser Angehörige, der nun stützend für Sie sein kann. Vielleicht ist er oder sie ja selbst mit der Situation völlig überfordert. Statt Ihnen dann den notwendigen Halt geben zu können, macht er oder sie es für Sie und für sich selbst dann nur noch schwieriger. Überlegen Sie daher jetzt, welche Person am ehesten eine Hilfe und ein Gesprächspartner in dieser schwierigen Situation für Sie sein kann. Ist es der Ehepartner, die Tochter oder der Sohn? Oder ist es vielleicht der langjährige Freund? Scheuen Sie sich nicht, diese Person oder Personen anzusprechen und einzubeziehen! Sie brauchen jemanden, dem Sie sich anvertrauen können und der mit Ihnen über die neue Situation nachdenken kann.

Bleiben Sie jetzt auf keinen Fall mit Ihren Gedanken, Sorgen und Ängsten allein!

Das Gefühl zählt

Lassen Sie sich von Ihrem Gefühl leiten: Wie reagiert die Person, die Sie als seelische Stütze und als Verbündeten ansprechen, auf Ihre Eröffnung und ihre Unterstützungsanfrage?

Haben Sie den Eindruck, dass sie damit überfordert ist? Vielleicht hat der angesprochene Mensch so große Angst vor dem Wort Alzheimer, dass sie ihn lähmt. Aber das ist nicht das, was Sie jetzt benötigen.

Viele Menschen reagieren in schwierigen Situationen eher verharmlosend: *„Wird schon alles nicht so schlimm sein. Morgen wird die Sonne wieder* *scheinen!*" Das ist nett gemeint und resultiert sicherlich aus eigener Hilflosigkeit, wird dem Problem aber leider auch nicht gerecht.

Ebenso wenig wie Schwarzseher können Sie nun Rosarot-Sprüche gebrauchen. Was Sie brauchen ist jemand, der seine Betroffenheit nicht leugnet, der aber dennoch so stark ist, Ihnen Trost geben und mit Ihnen gemeinsam zu überlegen, wie es nun weitergehen kann.

Klingt das alles vielleicht ein wenig egoistisch? Etwa nach dem Motto: Wer jetzt nicht in bestimmter Weise zu reagieren fähig ist, den lasse ich links liegen? Ich denke: Nein! Es geht ja nicht darum, den anderen schlecht zu machen oder seine Beweggründe zu missachten. Doch wem nützt es, wenn da plötzlich zwei Menschen sind, die sich gegenseitig herunterziehen statt sich Kraft zu geben? Kraft geben muss man vielleicht auch dem nahestehenden Angehörigen oder Freund, aber bei allem Verständnis: Das kann wirklich jetzt nicht Ihre Aufgabe sein! Sie müssen erst einmal schauen, wo Sie sich Unterstützung herholen. Das hat mit Egoismus überhaupt nichts zu tun.

Andere Betroffene

Für viele Menschen kann jetzt der Kontakt zu anderen Betroffenen eine wichtige Hilfe sein. Das ist ein so wichtiger Punkt, dass wir in einem späteren Kapitel noch einmal speziell darauf eingehen und Tipps geben werden, wie und wo man Gleichgesinnte suchen und finden kann. Denken Sie daran: Niemand kann so authentisch Auskunft geben, wie Personen, die eine Situation, wie Sie sie nun erleben, am eigenen Leibe erfahren haben.

Berufliche Unterstützer

Und dann sind da noch eher „neutrale" Personen, also solche, die weder Angehörige oder Freunde sind, noch Alzheimer aus der Innenperspektive kennen. Das können beispielsweise Sozialarbeiter und Psychologen in Beratungsstellen oder anderen Einrichtungen sein, durchaus aber auch der Pfarrer Ihrer Gemeinde.

Für die beruflichen Helfer gilt: Auch hier gibt es hilfreiche sowie weniger oder gar nicht hilfreiche. Sofern es nicht nur um die Vermittlung von Sachinformationen geht, sollten Sie ihnen gegenüber dieselben Kriterien zur Anwendung bringen wie gegenüber Ihnen nahestehenden Menschen: Hat die Person wirkliches Interesse an Ihnen? Ist sie vielleicht selbst von einem sehr negativen Bild über Alzheimer geprägt? Haben Sie das Gefühl, sie könnte für Sie eine tatsächliche Stütze darstellen?

Vergessen Sie nicht: Sie sind auf der Suche nach einer Person, die als Ihr Verbündeter helfen soll, sich auf eine neue und schwierige Lebenssituation einzustellen. Sie brauchen jetzt Menschen, denen Sie vertrauen können. Wenn Sie sich von Ihrem Arzt, dem Sozialarbeiter oder anderen Helfern nicht richtig verstanden fühlen und eben dieses Vertrauen fehlt, dann scheuen Sie sich nicht, einen neuen Arzt oder Berater zu suchen. Lassen Sie sich nicht von Gedanken wie „Aber bei diesem Arzt bin ich doch schon seit dreißig Jahren" blockieren. Dreißig Jahre Arzt-Patientenbeziehung muss nicht automatisch bedeuten, dass diese auch unter dem Vorzeichen von Alzheimer trägt. Es gibt Stellen, die Ihnen helfen können, einen geeigneteren Arzt, Berater oder Dienst zu finden.

Ich hatte damals Glück. Auf Anraten meines Arztes habe ich für das nächste halbe Jahr eine Tagesklinik besucht, in der ich therapeutisch begleitet wurde. Und einige Tage später habe ich Kontakt zu einer Psychologin bei der Münchener Alzheimergesellschaft aufgenommen. Bei ihr war sofort zu spüren, dass sie sich wirklich für mich interessierte. Sie hat mir zugehört, anstatt mich gleich mit scheinbarem Expertenwissen zu überschütten. Neben meiner Familie war sie für mich in der Anfangsphase eine ganz wichtige Stütze. So eine Person müssen Sie suchen – und finden!

Welche Informationen brauchen Sie jetzt?

Falls Sie sich nicht vorher schon intensiv mit Alzheimer auseinandergesetzt haben, benötigen Sie jetzt auch einige Sachinformationen. Sich in der Flut der mittlerweile Hunderten oder gar Tausenden von Büchern, Broschüren und Filme zum Thema Alzheimer und Demenz zurechtzufinden, dürfte erst einmal jeden „Anfänger" völlig überfordern.

Apropos Filme. Als ich meine Diagnose erhalten hatte, habe ich mir gemeinsam mit meiner Frau einige der gängigen Lehrfilme zum Thema Alzheimer und Demenz angeschaut. Wir dachten, das könnte uns vielleicht ein wenig helfen. Hat es aber nicht. Stattdessen hat es uns heruntergezogen. Und so haben wir diese Filme schnell wieder weggestellt. Das Problem ist: In den meisten dieser Filme werden Dinge gezeigt, die Profis, also Pflegende oder Mediziner, für wichtig halten. Man sieht Menschen in Heimen, die alle schon recht hilfebedürftig sind. Das hat aber mit unserer jetzigen Situation als Menschen, die gerade eine Alzheimerdiagnose erhalten haben, erst einmal nichts zu tun.

Dasselbe gilt auch für die vielen Bücher, die bis heute zum Thema geschrieben wurden. Viele dieser Bücher konzentrieren sich auf medizinische oder pflegerische Aspekte. Vergessen wird aber, dass Alzheimer für die Betroffenen vor allem ein emotionales Thema ist, das unser Leben verändert. Natürlich brauchen wir bestimmte Sachinformationen von beruflichen Experten. Aber was von Profis für berufliche Helfer und Angehörige geschrieben wurde, trifft nicht unbedingt das Bedürfnis derjenigen, die mit Alzheimer leben müssen.

Bücher und Broschüren, in denen die Perspektive der Betroffenen im Zentrum steht beziehungsweise die von Betroffenen geschrieben wurden, gibt es bisher kaum. Die wenigen Ausnahmen, die neben diesem Buch existieren, stellen wir später vor.

Zur Vorsicht raten möchten wir bei Publikationen aus dem Bereich der Pharmaindustrie! Oft geht es hinter den schick aufgemachten Informationsbroschüren nur darum, den angeblichen Nutzen eines bestimmten

Präparats beziehungsweise Produkts deutlich zu machen – also um versteckte Werbung.

Fragen

— Sind Sie ein Mensch, der Probleme eher mit sich selbst ausmacht oder der mit anderen Menschen darüber spricht?

— Mit wem würden Sie im Falle einer Alzheimerdiagnose sprechen? Wer könnte Sie emotional und praktisch unterstützen?

— Wissen Sie, welche Beratungsstellen und Anlaufpunkte es in Ihrem Ort für Menschen gibt, die mit einer Alzheimer- oder Demenzdiagnose konfrontiert werden? *Falls nein, finden Sie in Kap. 22 Adressen, bei denen Sie nachschauen oder nachfragen können.*

4. Leben mit dem großen Unbekannten

Alzheimer – was ist denn das?

Einzugestehen, dass man etwas nicht weiß, ist Wissen.
Konfuzius

Ich habe Alzheimer. Das haben mir zumindest die Ärzte gesagt und als Diagnose mit auf den Weg gegeben. Darum heißt dieses Buch auch „Auf dem Weg mit Alzheimer." Im Untertitel taucht dann plötzlich aber ein anderer Begriff auf: „Wie sich mit einer Demenz leben lässt."

Wir wollen in diesem Buch nicht die üblichen Informationen wiederholen, die es schon viele hunderte Male an anderer Stelle und in anderen Büchern nachzulesen gibt. Doch ohne ein paar erklärende Sätze wird es wohl auch bei uns nicht gehen.

Denken Sie einmal an ein Auto. Ein Auto wird durch ein paar spezifische Eigenschaften charakterisiert: Es dient der Fortbewegung, hat meistens vier Räder, wird von einem Menschen gelenkt und dergleichen mehr. Und dann gibt es einen Audi, einen Mercedes, einen Volkswagen und andere. Sie alle sind Autos – das ist das Gemeinsame – doch jedes von ihnen stellt auch noch eine ganz besondere Marke dar. Darum unterscheidet es sich von den anderen, beispielsweise bei den Fahreigenschaften oder im Design.

So ungefähr kann man sich auch das Verhältnis von Demenz und Alzheimer vorstellen. Demenz ist ein sogenanntes Syndrom, ein Oberbegriff wie das Auto, unter das sich viele spezifische Demenzformen zusammenfassen lassen – eben so, wie Automarken unter dem Begriff Auto.

Während das Wort Auto aber recht harmlos ist, kann man das von dem Begriff Demenz nicht gerade behaupten. Demenz bedeutet nämlich so viel wie „ohne Geist". Nicht sehr schmeichelhaft und auch noch falsch, wie an mehreren Stellen in diesem Buch ausgeführt wird. Nicht umsonst wehren sich deshalb viele Betroffene gegen diese diskriminierende Bezeichnung.

Doch an dieser Stelle genügt erst einmal die Feststellung, dass Demenz eine übergreifende Kategorie bildet und man die Alzheimerdemenz fast immer als die häufigste von insgesamt recht vielen Demenzformen begreift. Wenn die Demenz also das Auto an sich ist, ist Alzheimer sozusagen der Volkswagen unter den Autos.

Was ist aber eine Demenz?

„Demenz ist ein Oberbegriff für Erkrankungen, die zu einer Verschlechterung der geistigen Leistungsfähigkeit führen und langsam, aber kontinuierlich verlaufen", heißt es in einem recht gut verständlichen Fachbuch (Stechl et al. 2008). Und weiter: *„Eine Demenz besteht dann, wenn Symptome wie zum Beispiel Gedächtnisstörungen mindestens seit sechs Monaten bestehen und sich langsam verschlechtern. Im Verlauf einer Demenz wird die selbständige Lebensführung beeinträchtigt."*

Und Alzheimer?

Hören wir dazu dasselbe Fachbuch, aus dem bereits zitiert wurde: *„Die mit Abstand häufigste Demenzerkrankung (circa 60 Prozent) ist die senile Alzheimer-Demenz. Sie tritt meistens ab dem 65. Lebensjahr auf; sie beginnt schleichend und verschlechtert sich langsam. Die Ursache ist weitgehend unbekannt … Im Verlauf der Krankheit werden die Nervenzellen zerstört, so dass sie nicht mehr arbeiten können. Die Gründe sind unterschiedlich und noch nicht bis ins Detail erforscht. Anfänglich ist vor allem das Gedächtnis betroffen."*

Ich war erst Mitte fünfzig, als bei mir Alzheimer diagnostiziert wurde. Auch wenn Alzheimer vor allem ältere Menschen betrifft, gibt es auch jüngere, so wie mich. Wen es interessiert: Von den angenommenen 1,2 Millionen Menschen mit Demenz, die in Deutschland leben, sollen rund 20.000 Personen unter 65 Jahre alt sein. Diese haben aber nicht alle Alzheimer, sondern verschiedene Formen von Demenz.

Alzheimer ist etwas, das wir im Zusammenhang mit Alter einfach mitdenken müssen. Bekannt ist die Aussage des prominenten Neurobiologen Konrad Beyreuther. Er sagt, dass praktisch alle Menschen Alzheimer bekämen, würden sie nur alt genug werden.

Noch einen Schritt weiter gehen Experten wie der Neurologe und Forscher Peter J. Whitehouse oder die Neuropsychologin Anne-Claude Juillerat. Sie betonen, dass der Begriff oder die Diagnose Alzheimerdemenz wissenschaftlich kaum haltbar sei. Er täusche eine Klarheit vor, die es so nicht gibt. Es existiert eben nicht ein einzelnes grundlegendes Merkmal, sondern viele ganz verschiedene. Diese ganze Unterschiedlichkeit unter einen Begriff zu fassen, sei nicht hilfreich. Haben Sie schon einmal den Satz gehört: *„Wenn du einen Menschen mit Alzheimer kennst, dann kennst du eben einen Menschen mit Alzheimer?"* Er drückt gut aus, was damit gemeint ist.

Peter Whitehouse spricht nicht mehr von der Alzheimerkrankheit, sondern vom Prozess der Gehirnalterung. Er sagt, die so genannte Alzheimerkrankheit ließe sich vom normalen Alterungsprozess nicht wirklich unterscheiden. Bei jedem Menschen komme es im Lauf der Zeit zu einer Gehirnalterung, aber jedes Gehirn altere eben anders. Manche Menschen würden einige räumliche Fähigkeiten, andere eher verbale Fähigkeiten einbüßen. Kein Fall gleiche jemals einem anderen. Der Neurologe und Forscher weist darauf hin, dass Gehirnalterung nicht immer als eine Krankheit betrachtet worden ist, die den Namen Alzheimer trägt. Wir seien die ersten Menschen, die meinen, dass die Gehirnalterung als solche eine (tragische) neurologische Erkrankung darstelle, die behoben werden könne.

Sie sehen: Es ist einiges in Bewegung und es setzt sich immer stärker die Auffassung durch, dass das, was Alzheimer genannt wird, nicht nur immer schon da war, sondern auch weiterhin zu unserem Leben und zu unserer Gesellschaft dazugehören wird.

Aber: In unserer älter werdenden Gesellschaft werden wir Alzheimerbetroffenen immer mehr. Wir sind nicht länger exotische Randfiguren mit einer schweren Krankheit, sondern in einem gewissen Sinne gesellschaftlicher Normalfall. Wir alle befinden uns „Auf dem Weg mit Alzheimer" und sind gut beraten, diesen Weg möglichst gut zu gestalten.

In diesem Buch sprechen wir fast durchgängig von Alzheimer. Gemeint ist dabei also das, was für die einen die häufigste Form einer Demenz und für andere Teil der menschlichen Gehirnalterung ist. Ist dieses Buch also nicht für Menschen geeignet, bei denen spezielle Formen von Demenz – beispielsweise eine Lewy-Body oder eine frontotemporale Demenz – diagnostiziert wurden?

Wir meinen: Doch! Denn fast alle der hier besprochenen Dinge treffen auf die Situation aller Menschen zu, die mit einer Demenz, welcher Form auch immer, leben müssen.

Der unbekannte Vertraute

Ich habe mich früher ebenso wenig wie die meisten anderen Menschen mit Alzheimer auseinandergesetzt. Das war für mich ein unbekanntes Land. Irgendwann musste ich mich aber damit beschäftigen, weil „Dr. Alzheimer" begonnen hatte, sich mit mir zu beschäftigen. Ich weiß nun, dass auch die Medizin und die Wissenschaft immer nur so tun, als wüssten sie ganz viel über Alzheimer. Aber ich lebe mit dem großen Unbekannten an meiner Seite. Er ist zu einem Bekannten und Vertrauten geworden.

Fragen

— Wenn Sie einmal zurückschauen: Sind Ihnen von früher auch noch Personen in Erinnerung, die etwas „anders" waren, die man seinerzeit aber (noch) nicht als Alzheimer- oder Demenzkranke bezeichnete?

— Wissen Sie noch, welche Bezeichnungen man für diese Menschen verwendete?

— Wie wurde mit ihnen umgegangen?

— Ist oder wäre es Ihnen angenehmer, als Alzheimerkranker oder als Mensch betrachtet zu werden, dessen Gehirn altert?

Hinweis:

— In unserem Buch können wir nicht intensiver auf Fragen der Diagnostik, der Prävention und andere Fragen, die Sie sicherlich auch interessieren, eingehen. Es gibt hunderte von Büchern mit Sachinformationen über Alzheimer und Demenz – wenn auch nicht viele, die für Menschen mit Alzheimer und deren Angehörige wirklich gut lesbar sind. Unsere Empfehlung, ein Ratgeber von Elisabeth Stechl und weiteren Autoren, finden Sie im Kapitel 23.

5. Wovor haben Sie Angst?

Eine Selbstbefragung

Angst haben wir alle. Der Unterschied liegt in der Frage wovor.
Frank Thiess

Alzheimer macht den meisten Menschen Angst. Ihnen auch? Ich möchte versuchen, Ihnen mit diesem Buch diese Angst ein Stück weit zu nehmen. Aber erst einmal ist sie ja da. Haben Sie schon einmal darüber nachgedacht, was Ihnen eigentlich genau Angst bereitet?

Mein Verstand löst sich auf!

„Die Krankheit, die den Verstand raubt" heißt es oft in Schlagzeilen über Alzheimer. Aber: Wer will schon ohne Verstand sein? Solche Überschriften sind falsch und sie sind eine Unverschämtheit! Bei Alzheimer verändern sich zwar manche Fähigkeiten, die von beruflichen Fachleuten als „kognitive Funktionen" bezeichnet werden. Gemeint sind zum Beispiel bestimmte Gedächtnisleistungen oder das abstrakte Denken.

Jedoch: Sie verändern sich, sind aber nicht völlig weg! Ich kann immer noch sehr wohl denken, ich habe zwar Probleme, mir neue Dinge zu merken, und es ist für mich recht schwierig, mich in einer neuen Situation zurecht zu finden. Aber mein Verstand ist nicht weg!

Bei manchen Menschen, die mit Alzheimer leben, sind diese Veränderungen noch viel ausgeprägter als bei mir. Und auch ich werde ja sicherlich noch einige weitere Veränderungen erleben. Doch: Menschen mit Alzheimer oder Demenz sind keine Wesen ohne Verstand und Geist, es sind Wesen mit *veränderten Verstandesleistungen*.

Und außerdem: der Mensch ist weit mehr als nur Verstand.

Auch Erinnerung und Gedächtnis sind weit mehr als nur das so genannte kognitive Gedächtnis! Blättern Sie einmal zum Kapitel 10 weiter!

Ich bin nicht mehr der, der ich war!

Noch so ein Angstmacher: Wer Alzheimer hat, verliert seine Persönlichkeit oder ist gar keine Person mehr.

Das ist Unfug! Ich bin immer noch ich! Ich war Christian Zimmermann, bevor ich meine Diagnose erhalten habe, und ich bin es auch nach der Diagnose. Der englische Sozialpsychologe Tom Kitwood hat es auf den Punkt gebracht: Der Mensch, der mit einer Demenz lebt, ist nach wie vor Person. Ob er sich auch so empfinden kann, das hängt aber ganz stark vom Verhalten seiner Umwelt ab. Wenn die anderen der Meinung sind, dass du als Person aufgehört hast zu existieren, werden sie dich auch so behandeln und ihr Vorurteil letztendlich bestätigt sehen. Wenn sie sich aber offen auf dich einlassen können, dann sehen sie die Person, die du bist. Und du erlebst dich ganz genau so.

Also bleibt alles so, wie es immer war?

Nein, sicherlich nicht. Wenn jemand zu mir sagt, dass ich mich verändert habe, dann kann das doch eigentlich gar nicht überraschen. Wenn Sie nach 20 Jahren einen alten Freund wiedertreffen, dann wird es Ihnen vermutlich auch so gehen: Sie erkennen an ihm vieles Vertrautes wieder: *„Du bist ganz der Alte geblieben!"* Manches wird Ihnen hingegen eher fremd oder neu vorkommen: *„Das kenne ich ja gar nicht an ihm!"* Klar, Ihr Freund hat sich natürlich im Lauf der Zeit verändert – wie das jeder Mensch tut. Das ist im Prinzip gar nichts Alzheimerspezifisches. Obgleich die Veränderungen im Falle von Alzheimer natürlich teilweise sehr gravierend sein können.

Letztendlich bleibt immer nur die Frage: Will ich das Alte mit Gewalt festhalten oder kann ich mich auf das Neue einlassen? Wie ich es geschafft habe, auch die Diagnose Alzheimer als Veränderung anzunehmen und in mein Leben zu integrieren, beschreibe ich im Kapitel 6.

Ich kann nichts mehr tun!

Warum glauben Sie das? *„Wir können mehr, als ihr uns zutraut"*, hat Helga Rohra, die auch mit einer Demenz lebt, einmal gesagt. Sicherlich: So wie nachlassende Muskelkraft und Gelenkigkeit im Alter dazu führen, dass der Mensch bestimmte Dinge nicht mehr so gut tun kann wie früher, so bedeutet auch Alzheimer, dass manches nicht mehr so gut geht. Alleine durch die Stadt zu bummeln, ohne sich zu verirren, beispielsweise. Oder sich selbst zu versorgen, also zu kochen und den Haushalt zu führen.

Das ist meistens so und es bedeutet schmerzhafte Veränderungen für den, den es direkt trifft, sowie für seine Familie und seine Freunde.

Aber kann ich als Betroffener deshalb nichts mehr tun? Nur dann, wenn ich das glaube und mich auch so verhalte und nur dann, wenn ich anderen Menschen erlaube, mich so zu behandeln, als ob ich nichts mehr tun könnte!

Ich selbst möchte ein Beispiel dafür geben, was und wie viel man auch dann tun kann, wenn man mit Alzheimer lebt. Und viele Tausend anderer Betroffener demonstrieren tagtäglich genau das Gleiche.

Wichtig ist: Wir dürfen nicht die Rolle eines Opfers übernehmen, die man uns immer wieder zuschreiben möchte. Wir müssen und wir können Handelnde bleiben.

Im Kapitel 6 können Sie mehr dazu lesen.

Ich verliere meine Unabhängigkeit und werde völlig abhängig von anderen!

Ja, Alzheimer führt dazu, dass wir zunehmend die Unterstützung anderer Menschen benötigen. Früher bin ich mit der Bahn von München nach Hamburg gefahren. Heute würde das ohne die Hilfe und die Begleitung einer anderen Person nicht mehr gehen. Von München nach Hamburg reisen – das geht heute also anders als früher. Aber es geht immer noch!

Für viele Menschen ist das der schlimmste Gedanke im Zusammenhang mit dem eigenen Altern: Abhängig zu werden von der Unterstützung anderer, vielleicht gar von Pflege. Autonom sein, niemanden anderen zu brauchen – das ist doch das Leitbild unserer Gesellschaft.

Aber: Kein Mensch ist wirklich unabhängig von anderen Menschen. Niemand von uns könnte ohne die Unterstützung anderer überleben. Bei Säuglingen und Kindern ist das offensichtlich. Als flotter und leistungsstarker Dreißigjähriger können wir uns schon eher einbilden, ein völlig unabhängiges Leben zu führen. Aber im Alter und erst recht, wenn Pflegebedürftigkeit oder Alzheimer ins Leben treten, kann dieser Schein nicht mehr aufrechterhalten bleiben.

Sind wir nur in den „fitten" Jahren richtige Menschen? Aber was machen wir dann bitte mit den langen anderen Teilen unseres Lebens? Zählen die nicht?

Oder müssen wir das Leben nicht eher wieder als Ganzes betrachten?

Mir gefällt es auch nicht, dass ich nicht mehr alleine mit der Bahn von München nach Hamburg fahren kann. Aber wenn ich das Angewiesensein auf die Unterstützung anderer nicht verteufele, sondern annehmen und akzeptieren kann, dann eröffne ich mir neue Möglichkeiten für ein gutes Leben – auch mit Alzheimer!

Die Frage lautet dann nicht: Wie kann ich völlig autonom bleiben, sondern: Wie bekomme ich es hin, meine Beziehung zu den anderen so zu gestalten, dass ich dabei so selbstbestimmt wie möglich bleibe?

40

Vielleicht kann Ihnen dieses Buch ja ein wenig bei der Beantwortung dieser Frage helfen.

Ich falle meinen Angehörigen zur Last!

Dieser Gedanke hat mir auch sehr schwer zu schaffen gemacht. Denn wer will schon seinen Liebsten zur Last fallen?

Die meisten Menschen sehen es allerdings als selbstverständlich an, sich um ein Mitglied der Familie zu kümmern – auch bei Alzheimer.

Andererseits kann ein solches Sich-Kümmern tatsächlich zu einer großen zeitlichen, körperlichen und auch seelischen Belastung werden (aber nicht nur bei Alzheimer!).

Da helfen nur drei Dinge: von Beginn an offen darüber sprechen, Erwartungen klären und Vereinbarungen treffen.

Wie das bei mir ist und wie man das angehen kann – darüber erfahren Sie mehr in Kapitel 7.

Ich muss ins Heim!

Für viele Menschen ist es eine sehr unangenehme Vorstellung, in ein Heim zu müssen. Jedoch: Die meisten Menschen, die Alzheimer haben, leben nicht im Heim, sondern zuhause. Ich auch!

Alzheimer = Heim: Diese Gleichung stimmt einfach nicht.

Es gibt viele Möglichkeiten, zuhause zu leben und mit seinen Schwierigkeiten zurechtzukommen. Und es gibt viele Formen von Unterstützung, die dazu benötigt werden: die Hilfe von Familienangehörigen, ambulante Dienste, ehrenamtliche Helfer, Freunde und Nachbarn, ein „demenzfreundlicher Stadtteil", aber auch technische Hilfsmittel. Diese Möglichkeiten werden leider oftmals nicht ausreichend genutzt. Manch Betroffener, aber auch manch Angehöriger, lehnt zudem Unterstützung „von draußen" ab. Das halte ich für einen großen Fehler! Zuhause leben zu wollen ist das eine – die dafür notwendige Unterstützung auch anzunehmen und sich zu suchen das andere. Beides gehört zusammen.

Doch kann es natürlich auch Situationen geben, wo ein Heimeinzug unumgänglich wird (oder gewollt ist). Es gibt zum Glück mittlerweile ja auch Heime, die sich mehr als Lebens- und weniger als Pflegeorte verstehen und versuchen, eine sehr wohnliche und anregende Umgebung für die Bewohner zu schaffen.

Kennen Sie solche Einrichtungen? Falls nein, machen Sie sich doch einmal in Ihrer Umgebung kundig und schauen Sie sich ruhig einmal ein solches Haus an. Nur, um einmal ein Gespür davon zu bekommen, wie es dort ausschaut. Und falls doch einmal ein Heimeinzug anstehen sollte, ist es gut, wenn man sich im Vorfeld bereits sachkundig gemacht hat und weiß, wo man es sich vorstellen könnte zu leben.

Haben Sie schon einmal von ambulanten Wohngemeinschaften (WGs) gehört? Ambulante Wohngemeinschaften sind kleine Wohngruppen, in denen sechs bis acht Menschen mit Alzheimer zusammenleben. Das Besondere ist: Die WGs sind keine Heime. Und diejenigen, die dort wohnen, sind keine Bewohner, sondern Mieter! Der Unterschied zu vorher ist, dass sie hier nicht für sich allein, sondern gemeinsam mit anderen in einer großen Wohnung leben. Das Alleinleben kann ja irgendwann nicht mehr richtig bei einem Alzheimerbetroffenen funktionieren, auch nicht mit der Unterstützung von Angehörigen. Dann ist so eine WG vielleicht eine gute Möglichkeit, um dennoch „normal" – nämlich in einer Wohnung statt im Heim – leben zu können. Was in der WG geschieht, bestimmen die Mieter und ihre Vertreter – Angehörige oder gesetzliche Betreuer – selbst. Alltagsbegleiter sorgen dafür, dass rund um die Uhr jemand da ist, der sich kümmert und dass im Alltag alles klappt. Wenn jemand pflegerische Unterstützung benötigt, kommen Mitarbeiter eines ambulanten Pflegedienstes ins Haus. So wie in jeden anderen Privathaushalt auch.

Klar, dass jeder Mieter sein eigenes Zimmer hat, doch ist es gerade das soziale Miteinander, dass die meisten Mieter an dieser Wohnform schätzten.

Mittlerweile gibt es in Deutschland schon einige Hunderte dieser ambulanten Wohngruppen. Erkundigen Sie sich doch einmal, ob das in Ihrer Nähe auch der Fall ist. Informationen finden Sie unter: http://www.wg-qualitaet.de/

Vielleicht kommt für einen Menschen, der mit Alzheimer leben muss, irgendwann einmal die Situation, in der es heißt: So wie bisher geht es nicht weiter! Dann sollte man bereit sein, über eine Veränderung der Wohn- und Betreuungssituation nachzudenken. Doch sollte man nicht warten, bis dieser Augenblick tatsächlich eingetreten ist. Machen Sie sich gemeinsam mit den Ihnen nahestehenden Personen heute schon Gedanken über eine solch mögliche, wenn auch nicht unbedingt eintretende, Situation.

6. Annehmen oder Verzweifeln?

Du musst vor nichts mehr Angst haben!

„Gewiss ist es fast noch wichtiger, wie der Mensch
sein Schicksal nimmt, als wie sein Schicksal ist.
Alexander von Humboldt (1769–1859)

Ich denke, es gibt zwei zentrale Punkte für jeden Menschen, der gezwungen ist, mit Alzheimer zu leben. Der eine ist der Moment, in dem es einem eröffnet wird: Sie haben Alzheimer! Darüber haben wir im Kapitel 2 gesprochen. Was dann folgt, dürfte bei fast jedem Betroffenen gleich sein: Erschrecken, Schock, ein Gefühl von Verzweiflung und vermutlich auch erst einmal Abwehr.

Bei dem anderen zentralen Punkt – ich denke sogar dem wichtigsten Punkt im ganzen Geschehen – fallen die Reaktionen jedoch sehr unterschiedlich aus. Denn wenn der erste Schreck und die dazugehörigen Weltuntergangsgefühle Zeit gehabt haben, sich auszuleben, steht eine fundamentale Entscheidung an: Soll ich diesen Empfindungen zukünftig die zentrale Rolle in meinem Leben einräumen oder soll ich versuchen, sie zu überwinden?

Soll ich in eine tiefe Depression flüchten und mich gar vom Balkon werfen oder soll ich das Neue, das da in mein Leben tritt und dem man die Bezeichnung Alzheimerdemenz gibt, zu akzeptieren versuchen?

Entscheidung klingt vielleicht irritierend. Man setzt sich ja nicht in einen Sessel und fragt sich ganz nüchtern: Depression oder doch lieber annehmen? So läuft es nicht und dennoch geht es hier um eine Entscheidung, die jeder auch auf seine Weise trifft.

Auch ich habe meine Entscheidung getroffen. Und die ist eindeutig.

Ich denke, dass man ganz schnell von der Diagnose weg kommen muss. Mein Lieblingsspruch ist: Es gibt ein Leben nach der Diagnose! Klar ist da am Anfang der Schock. Aber das Leben ist dann doch nicht beendet. Viele machen es leider aber so, dass sie an der Diagnose oder dieser Zuschreibung kleben bleiben und nicht davon loskommen. Das wollte ich auf keinen Fall. Für mich wäre es ein Grauen, wenn ich jeden Tag mit dem Gedanken daran und mit einem Sack voller negativer Gefühle durch die Gegend laufen würde.

Dass man solche negativen Gefühle verspürt, ist mehr als normal. Aufpassen muss man jedoch, wenn diese zu stark werden. Aus einer nur zu gut erklärlichen depressiven Phase am Anfang des Alzheimerprozesses kann sich leicht auch eine chronische Depression entwickeln. Die muss dann unbedingt ärztlich behandelt werden. Wenn Sie sich also gar nicht mehr aus dem Karussell „schwarzer Gedanken" befreien können, suchen Sie sich professionelle Hilfe! Und: Oft haben Menschen gar eine Depression, die irrtümlich für Alzheimer gehalten wird.

Ich habe Alzheimer, das ist eine Tatsache, ob ich es wahrhaben will oder nicht. Ein Mensch, der altert, kann dagegen anrennen und immer wieder rufen: *„Ich will nicht alt werden, ich will es nicht!"* Nützen wird es ihm aber nichts. Er kann sich entweder durch sein Ignorieren unglücklich machen oder aber sein Altern akzeptieren und sich darauf konzentrieren, gut zu leben.

Ich habe die Diagnose schließlich so genommen, wie sie war, und damit meine anfängliche Sprachlosigkeit überwunden. Man darf Angst und Schrecken einfach nicht zu viel Raum gewähren! Sie dürfen nicht unser Leben bestimmen! Alzheimer ist im Grunde so was wie ein Partner, der dich in deinem zweiten Leben begleitet. Du darfst ihn nur nicht zu mächtig werden lassen. Ich hab mir damals gesagt: *„Wenn ich ihn im Internet zum Verkauf anbieten würde, würde ihn mir niemand abnehmen, also kommt er jetzt eben mit, der Herr Alzheimer."*

Auch andere Betroffene schildern, wie wichtig es für sie war, nicht länger gegen das Unvermeidliche anzurennen und sich dabei eine blutige Stirn zu holen, sondern es als nun zum Leben Dazugehöriges anzunehmen. Zum Beispiel ein Mitglied unserer Betroffenengruppe in München: *„Und durch* *das Annehmen und dadurch, dass ich mich ,in Alzheim eingerichtet habe', wie ich es in meinem Lied sage, habe ich Zeit und Kraft für Menschen in meiner Umgebung."*

Eine Betroffene aus den USA hat es einmal so auf den Punkt gebracht: *„Wir können wählen. Mit Alzheimer ist uns ein Schicksalsschlag versetzt worden – und das ist ein gewaltiger Schlag. Wir müssen im Leben Entscheidungen treffen – du kannst dich dafür entscheiden, dich ganz deinem Kummer hinzugeben. Oder du entscheidest dich fürs Feiern. Ich persönlich habe entschieden, dass dies vielleicht die beste Zeit meines Lebens ist."*

Sollten Sie sich gerade in der Situation befinden, erst seit Kurzem davon zu wissen, dass Sie zukünftig mit Alzheimer leben müssen, könnten diese Aussagen vielleicht unglaubwürdig auf Sie wirken. Doch sie dokumentieren, was unumgänglich ist: Jeder muss eine Entscheidung treffen und hat auch eine Wahlmöglichkeit.

Wie die Entscheidung ausfällt, das hängt sicherlich auch davon ab, wie wir als Person in unserem bisherigen Leben an die Dinge herangegangen sind. Manche Menschen beklagen beim Anblick eines Glases, das zu 50 % gefüllt ist, es sei ja halbleer! Andere freuen sich hingegen darüber, dass das Glas halbvoll ist. Es gibt Menschen, die immer versuchen, das Alte festzuhalten und sich gegen Veränderungen zu stemmen. Wenn es sich bei diesen Veränderungen um etwas als unangenehm Empfundenes handelt, mag das ja verständlich sein. Es ist aber zugleich auch unrealistisch und bringt uns einfach nicht weiter.

Zugegeben: Für einen Menschen, der in seinem Leben immer eher auf das Negative zu schauen gewohnt war, wird es sicherlich sehr schwierig sein, ausgerechnet an einem zukünftigen Leben mit Alzheimer etwas Positives zu entdecken. Jahrzehntelange Erfahrungen und eingespielte Verhaltensweisen üben einen großen Einfluss auf uns aus. Und dennoch hat jeder von uns immer auch die Möglichkeit zu einem Kurswechsel. Vielleicht kann ja gerade „Herr Alzheimer", der an die Türe klopft, der Auslöser dafür sein.

Denken Sie daran, dass nicht nur ich, sondern viele Tausende andere Menschen auch es geschafft haben, den ungebetenen Gast Alzheimer aufzunehmen und mit ihm ein gedeihliches Auskommen zu pflegen – gelegentlichen und immer wiederkehrenden Streit natürlich inklusive. In den Kapitel 12 und 13 berichte ich mehr von meinem Leben mit „Dr. Alzheimer". Alzheimer ist zwar eine harte Sache – aber weil es eben auch so hart ist, habe ich das Gefühl, vor nichts mehr Angst haben zu müssen. Und das eröffnet Möglichkeiten und Chancen.

Fragen

— Was hat Ihnen in Ihrem bisherigen Leben geholfen, mit Krisen, Enttäuschungen und schweren Schicksalsschlägen fertig zu werden? Auf welche Stärken können Sie dabei zurückgreifen?

— Welcher Satz beschreibt Ihre bisherige Haltung zum Leben besser: „Das Glas ist halbvoll" oder „Das Glas ist halbleer"?

— Was bedeuten Veränderungen für Sie? Gehören sie für Sie zum Leben oder versuchen Sie, sich eher dagegen zu stemmen?

— Was empfinden Sie, wenn Sie hören oder lesen, dass andere Menschen durchaus Möglichkeiten gefunden haben, „auf dem Weg mit Alzheimer" zu sein und ihn als Lebensbegleiter zu akzeptieren?

— Wenn Sie zweifeln: Wäre es für Sie hilfreich, einmal solche Menschen persönlich kennen zu lernen und sich mit Ihnen auszutauschen?

Anregung

— Schreiben Sie auf einen Zettel fünf Aspekte, die Sie besonders negativ an Alzheimer finden. Versuchen Sie anschließend, ebenfalls fünf Aspekte zu notieren, die positiv an Alzheimer sind oder sein könnten. Gelingt es Ihnen? Falls es Ihnen nicht gelingt: Wiederholen Sie diese kleine Übung noch einmal in ein paar Wochen. Hat sich etwas verändert?

Fragen

7. Was erwartest du von mir?

In der Familie mit Alzheimer umgehen

Ein großer Teil der Sorgen besteht aus unbegründeter Furcht.
Jean-Paul Sartre

Viele Menschen, die eine Alzheimerdiagnose erhalten, haben Familie. Im besten Fall leben Sie mit einem Ehe- oder anderen Partner zusammen. Oft gibt es auch Kinder, die meistens schon erwachsen sind und selbst vielleicht auch wieder eine eigene Familie haben.

Sie wissen schon, dass ich verheiratet bin, eine erwachsene Tochter habe und auch schon Großvater bin. Zu meiner Tochter und zur Enkelin, natürlich auch zum Schwiegersohn, habe ich engen und regelmäßigen Kontakt.

An einer anderen Stelle in diesem Buch (Kapitel 13) berichte ich, wie ich bei den Aufnahmen für einen Fernsehbericht plötzlich in Tränen ausgebrochen bin. Der Grund war, dass der Filmemacher mich nach meiner Familie gefragt hatte. Die Familie – das ist ein sehr sensibles Gebilde und ein Thema, das mir sehr nahegeht.

Das war auch meine größte Angst und mein größter Kummer, nachdem klar war, dass ich Alzheimer habe – die Angst, dass ich nun meine Familie belasten könnte, dass meine Frau und meine Tochter sich nun immer um mich sorgen würden. Auch die Angst davor, jetzt vielleicht eine Art Ballast für sie zu sein, den man mit schleppen muss. Kennen Sie diese Angst?

Ich bin einmal gefragt worden, ob ich das so empfinden würde: Ballast für meine Familie zu sein. Nein, natürlich nicht, habe ich geantwortet. Ich denke das auch wirklich nicht. Von Beginn an hat meine Familie alles sehr gefasst aufgenommen und trägt es auch in bewundernswerter Weise mit. Und dennoch kann ich mich nur schwer dagegen wehren, dass solche Überlegungen immer wieder einmal auftauchen. Wichtig ist es, sich in einer solchen Situation kritisch zu fragen: Gibt es tatsächlich Anlass für solche Vermutungen oder spielen einem wieder einmal die eigenen Befürchtungen und Ängste einen bösen Streich? Machen sie sowohl mir als auch dem anderen dadurch nur das Leben schwer? Fast alle Angehörigen sehen es nämlich als selbstverständlich an, gemeinsam mit dem Ehepartner oder einem Elternteil die Lebenslage Alzheimer zu meistern.

Man muss kein Chauvi sein, um mit dem Gedanken zu hadern, dass man nun nicht mehr für seine Familie so sorgen kann, wie es vormals vielleicht der Fall war. Und dennoch sollte man auch dies akzeptieren lernen.

Ich habe seinerzeit mit meiner Frau in München einen kleinen Betrieb aufgebaut und geleitet, der Spiegel für Theater produziert. Da ich nach meiner Alzheimerdiagnose ein halbes Jahr lang eine Tagesklinik besuchte, schied ich von heute auf morgen aus der Firma aus. Zwei Jahre vor meiner Erkrankung war unsere Tochter bereits in die Geschäftsleitung eingetreten. So konnten Frau und Tochter die Firma nun ohne mich weiterführen.

Ich muss mir keine Sorgen machen. Viele Betroffene weigern sich in einer vergleichbaren Situation, etwas aus der Hand zu geben. Das ist, so denke ich, ein großer Fehler. Wenn Vertrauen zu den nahestehenden Personen da ist, dann sollte man recht früh versuchen, gemeinsam alle anstehenden Fragen und Probleme zu besprechen und zukunftsorientierte Lösungen zu finden. Wie werden die Rollen zukünftig verteilt sein? Was muss ich abgeben und was muss von wem nun übernommen werden? Bei mir war es die Leitung einer Firma, bei jemand anderem vielleicht die Übergabe der Kontoverwaltung und die Zuständigkeit für alle finanziellen Angelegenheiten. Auch die Frage des Autofahrens gehört dazu. Ich denke, man sollte den Realitäten ins Auge schauen und dann, wenn die Konzentrationsschwierigkeiten und Aufmerksamkeitsstörungen zunehmen, das Autofahren aufgeben. Im Kapitel 13 schildere ich, was das auch für positive Seiten haben kann.

Wir haben das in der eigenen Familie ziemlich schnell nach der Alzheimerdiagnose miteinander besprochen und geklärt. Das war auch gut so. Es erspart einfach viel Stress und bedeutet auch ein Stück Lebensqualität. Man lebt als Familie dann einfacher miteinander.

Natürlich kann das nur dann funktionieren, wenn auch eine Familie da ist und wenn es ein Grundvertrauen in dieser Familie gibt. Ist das nicht vorhanden, dann wird man es in einer neuen und sehr schwierigen Situation, wie sie eine Alzheimerdiagnose nun einmal darstellt, nur schwerlich erzeugen können. In diesem Fall sollte man eher überlegen, wem man denn außerhalb der Familie am meisten traut und sich mit dieser Person oder mit diesen Personen beraten.

Wenn aber ein gewachsenes Vertrauen existiert, dann kann eine frühzeitige Klärung von Rollen und Aufgaben verhindern, dass sich später doch Misstrauen und Unbehagen einschleichen.

Das Leben mit Alzheimer gemeinsam meistern: Das ist leicht gesagt. Was heißt es aber konkret? Zu den Fragen, die unbedingt frühzeitig geklärt werden sollten, gehört auch die: Wieweit kann die Familie oder können die einzelnen Familienmitglieder Unterstützung leisten? Die Erwartungen können hier sehr unterschiedlich sein. Vielleicht gehe ich als Betroffener wie selbstverständlich davon aus, dass meine Familie mir in jedem Fall unter Einsatz aller Kräfte ein Leben zuhause ermöglichen wird. Vermutlich will sie dies auch genau. Doch kann es auch Situationen geben, in denen Grenzen des Machbaren erreicht werden. Das Kind, das sich heute intensiv kümmert, kann in ein paar Jahren vor folgenschweren beruflichen oder familiären Entscheidungen stehen: Soll es nach dem Studium den attraktiven Job in einer anderen Stadt annehmen? Wie viel Zeit steht zur Verfügung, wenn eigene Kinder da sind?

Der Ehepartner kann aus gesundheitlichen oder anderen Gründen in eine Situation kommen, wo er trotz aller Bemühungen nicht mehr das an Unterstützung leisten kann, was heute noch geht. Was dann?

Nicht an solche Eventualitäten zu denken und Probleme unausgesprochen zu lassen ist sicherlich nicht hilfreich. Und auch gefährlich!

Auch hier hilft nur Offenheit von Beginn an. Dulden Sie keine Leichen im Keller, denn die könnten später einmal zum Leben erwachen.

Klären Sie Ihre Erwartungen und Möglichkeiten, sprechen Sie Szenarien durch und treffen Sie schließlich Vereinbarungen, wie in bestimmten

Situationen verfahren werden soll. Ob diese Situationen jemals eintreten werden, steht dabei auf einem ganz anderen Blatt.

Die meisten Angehörigen übernehmen selbstverständlich die Sorge um ihr Familienmitglied mit Alzheimer. Dennoch bedeutet das für sie natürlich sehr oft auch eine große Anstrengung. Diese kann leicht auch zu einer Überforderung führen. Umso wichtiger ist es, dass Angehörige sich Auszeiten gönnen und darauf achten, dass Sie immer auch Dinge für sich tun können. Selbstaufopferung hilft niemandem.

Die Angehörigen müssen zum einen selbst darauf achten – wir sollten es aber auch tun und sie dazu ermutigen und anhalten! Sagen Sie Ihrem Ehepartner beispielsweise: *„Ich möchte, dass du weiterhin deine Freundinnen triffst, deine Thai-Chi-Kurse besuchst und manchmal auch ohne mich verreist."* All das kann man ja möglich machen. Wenn meine Frau verreist, kümmern sich unsere Freunde und unsere Tochter um mich. Meine Frau kann sich erholen und weiß, dass zuhause alles in Ordnung ist.

Aber es gibt auch viele Möglichkeiten, gemeinsam etwas zu tun, das beiden Freude macht und dazu beiträgt, seine Kräfte zu pflegen. Wir verreisen beispielsweise oft gemeinsam mit Freunden. Im westfälischen Minden unternehmen Alzheimerbetroffene und ihre Angehörigen regelmäßig Fahrrad- und andere Erlebnistouren. Es ließen sich noch viele weitere Beispiele anführen. Schauen Sie, was für sie passt, und planen sie solche gemeinsamen Erlebnisse und Aktivitäten jenseits des Alltags regelmäßig ein.

Familienangehörige unterstützen uns meistens sehr intensiv und liebevoll, manchmal jedoch auch ein Stück zu viel. Zu viel? Ja! Das Wort Alzheimer, das belegen viele Erfahrungen und Studien, führt in den Köpfen der meisten Menschen automatisch zu der Vorstellung: Der andere kann jetzt ganz viele Dinge nicht mehr. Und das führt wiederum dazu, dass gar nicht mehr genau hingeschaut wird, sondern wie selbstverständlich von dem Angehörigen oder einer anderen Person Dinge übernommen werden, die der andere ohne Weiteres weiterhin selbst tun könnte.

Da wird auf Fragen geantwortet, die eigentlich an den Alzheimerbetroffenen gerichtet sind. Da werden die Anziehsachen aus dem Schrank geholt und zurechtgelegt, als ob der andere das nicht hätte genauso gut selbst erledigen können. Da wird der Kaffee vorgesetzt, ohne zu ahnen, dass es dem anderen vielleicht große Freude bereitet hätte, sich ihn selbst zu kochen und zu kredenzen.

Und die Umwelt spielt bei dieser schleichenden Entmachtung aktiv mit. So hat kürzlich erst eine Studie gezeigt, dass selbst geschulte Berater, die sowohl die direkt Betroffenen als auch ihre Angehörigen befragen sollten, sehr schnell zu Folgendem übergingen: Sie begannen ganz unbewusst sich auf die pflegenden Angehörigen zu konzentrieren und von ihnen die Informationen zu erfragen, die sie von den Betroffenen hätten erfragen müssen.

Angehörige tun dies nicht bewusst oder aus bösem Willen. Aber auch sie sind nicht vor den Gefahren gefeit, die das gängige Bild von Alzheimer beinhaltet. Wenn Sie bemerken, dass der andere ihnen Dinge abnimmt, wo es nicht nötig wäre, sprechen Sie es an! Wenn Sie die Erfahrung machen, dass ihr Familienmitglied wie selbstverständlich beginnt, für sie zu sprechen, obwohl sie das sehr gut selbst können, melden Sie freundlich, aber bestimmt Widerspruch an! Scheuen Sie sich nicht vor einem Gespräch über dieses Thema, weil sie denken: *„Nun bin ich aber undankbar"*, oder *„der andere meint es doch nicht bös"*. Ihr Gegenüber wird vielleicht froh sein, auf ein Verhalten hingewiesen zu werden, dass gar nicht in seiner Absicht liegt. Und für Sie geht es darum, sich Ihre Handlungsspielräume zu erhalten. Das sollte ein Gespräch wert sein.

Fragen

— Würde es Ihnen schwer fallen, sich von Rollen und Funktionen (Oberhaupt der Familie, Verdiener usw.) zu trennen? Was würde Ihnen helfen, damit umgehen zu können?

— Haben Sie schon einmal mit Ihrer Familie besprochen, wie im Falle einer bei Ihnen oder einem anderen auftretenden Alzheimerveränderung umgegangen werden soll? Wer was machen kann und will? Welche Erwartungen die einzelnen Familienmitglieder haben?

— Mit welchem Familienmitglied können Sie in Ihrer Familie offen über wichtige Fragen sprechen? Haben Sie mit dieser Person auch schon einmal über Alzheimer gesprochen? Würden Sie das auch tun?

— Falls Sie sich scheuen, das Thema von sich aus in Ihrer Familie anzusprechen: Gibt es eine Person, von der sie sich vorstellen können, dass sie in der Lage wäre, Sie zu unterstützen und solche Fragen in ihrer Familie zur Sprache zu bringen?

— Falls es niemanden in Ihrer Familie gibt oder Sie keine Familie im engeren Sinn haben: Wer ist für Sie eine Vertrauensperson, mit der Sie über Alzheimer sprechen würden?

8. Schweigen oder reden?

Wir haben eine Wahl

Es wird immer gleich ein wenig anders, wenn man es ausspricht.
Hermann Hesse

Soll man über seine Alzheimerdiagnose mit anderen Menschen reden oder sie lieber verschweigen?

Eigentlich gibt es diese Alternative gar nicht. Auch wenn Betroffene oder ihre Familie versuchen, die neue Situation vor anderen Menschen geheimzuhalten, geht letztendlich doch kein Weg daran vorbei. Irgendwann muss einfach darüber gesprochen werden und kann nicht unter dem Teppich bleiben. Denn Alzheimer verändert nun einmal Ihr Leben und das der Menschen um Sie herum.

Ich schäme mich nicht – einfach deshalb, weil ich nicht weiß, wofür ich mich schämen sollte. Kennen Sie jemanden, der sich für sein Rheuma oder einen erlittenen Herzinfarkt schämt? Ich kann nichts dafür, dass ich Alzheimer habe. Ich habe ihn mir nicht selbstverschuldet zugelegt, weil ich dauernd unbekleidet im Schnee herumgesprungen oder irgendwelche andere Dummheiten angestellt habe. Er ist nun einmal da, wie für einen anderen der Diabetes oder das Rheuma da sind.

Warum sollte ich mich für etwas schämen, was ich mit weltweit vielen Millionen anderen Menschen teile? Von dem immer mehr Wissenschaftler sagen, dass es sich hierbei um einen Prozess handelt, mit dem unsere Gesellschaft auf Dauer leben müssen wird? Wir werden immer mehr Menschen mit kognitiven Veränderungen in unserer Mitte haben. Alzheimer – oder eben Gehirnalterung – ist längst nichts Exotisches mehr, kein Randthema, sondern fast schon etwas sehr Normales. Denken Sie einmal nach: Können Sie wirklich behaupten, in ihrem engeren und weiteren Umfeld niemanden zu kennen oder von niemandem gehört zu haben, der mit speziellen Problemen der Gehirnalterung zu tun hat? Schämen Sie sich davor, alt zu werden? Vielleicht sind Sie nicht sehr glücklich damit, aber schämen werden Sie sich dafür doch wohl kaum. Ich bin über meinen Begleiter „Dr. Alzheimer" auch nicht glücklich. Aber mich für ihn schämen? Nein, danke!

Natürlich steckt hinter der Angst, seine Situation zu offenbaren, noch etwas anderes. Es ist die Angst, fortan abgelehnt und nicht mehr für voll genommen zu werden. Diese Befürchtung kann man nicht so einfach beiseite schieben. Wir haben ja leider in weiten Teilen unserer Gesellschaft immer noch mit dem Bild zu tun, dass Alzheimer uns Betroffenen den Verstand raubt und uns zu Idioten macht. Wer uns Menschen mit kognitiven Problemen aber für geistlose Greise hält, der wird uns auch so behandeln. Verständlich, wenn man da auf die Idee kommt, seinen Alzheimer einfach zu verschweigen und zu vertuschen.

Doch noch einmal: Jeder Versuch, es geheimzuhalten, muss dennoch scheitern. Und was noch wichtiger ist: Wir erleben gerade, dass sich seit einigen Jahren in der Öffentlichkeit einiges an dem katastrophalen Alzheimer- oder Demenzbild hin zum Besseren ändert. Daran haben Betroffene, die nicht länger auf Verschweigen setzen, einen großen Anteil.

Vielleicht, so wird manch einer sagen, gibt es dennoch immer noch zu viele Menschen, die einfach Angst vor Alzheimer haben. Und die deshalb völlig unsicher und überfordert sind, wenn sie es mit einem Betroffenen zu tun bekommen. Eine Reaktion könnte dann eben sein, sich zurückzuziehen und den Kontakt zu meiden.

Das trifft zu. Oft ist es wirklich Unsicherheit, die dazu führt, dass es plötzlich um den Betroffenen und seine Familie einsam wird.

Doch die einzige wirksame Strategie dagegen ist eben nicht, diese Unsicherheit einfach hinzunehmen, sondern offensiv dagegen anzugehen. Wie bitte soll denn jemand seine Unsicherheit ablegen können, wenn er gar nicht (mehr) in Kontakt zu Menschen mit Alzheimer ist?

Ich bin von Beginn an recht offensiv mit meiner neuen Lebenssituation umgegangen. Ich habe nichts verschwiegen. In der Familie wurden die

Karten sofort offen auf den Tisch gelegt. Das ging natürlich nicht ohne Aufregung und Tränen ab. Aber das Ergebnis war, dass wir gemeinsam daran gehen konnten, uns auf die neue Situation einzustellen und die nächsten Schritte zu planen.

Gerade in der Familie ist das ja ganz wichtig. Wie soll es nun weitergehen? Schweigen wird immer zu Missverständnissen, zu Ärger und zu Kummer für alle Beteiligten führen. Dadurch nimmt man sich die Möglichkeit zu einem guten Leben trotz und mit Alzheimer. Die Lebensqualität bleibt auf der Strecke.

Ich habe damals auch meine Freunde und meine Bekannten darüber informiert und gesagt: Hört her, ich habe Alzheimer! Das habe ich nicht nur bei Freunden, sondern auch überall dort getan, wo ich regelmäßiger hingehe oder mit zu tun habe. Also beispielsweise in den Geschäften hier bei mir im Stadtteil. Jeder sollte wissen: Es kann sein, dass ich gelegentlich mal etwas vergessen oder scheinbar Merkwürdiges tun werde, also richtet euch drauf ein. Und das hat auch geklappt. Ich leide nicht unter dem Druck, ständig etwas verbergen zu müssen, sondern bewege mich in einem Umfeld, das Bescheid weiß und das mich stützt. Meine Erfahrung lautet: Wenn ich offen bin, dann erfahre ich auch Anteilnahme. Bei fast allen Menschen bin ich auf eine große Aufgeschlossenheit gestoßen. Es nimmt mir eine Last ab, wenn es die anderen wissen und ich nicht Versteckspielen muss.

Viele andere Betroffene haben genau das ebenfalls erfahren und berichtet. So wie beispielsweise Wolfgang Krüdewagen:

„Vor allen Dingen ist es wichtig für mich, dass ich darüber rede, dass ich, wenn ich irgendwo hingehe auch sage: ‚Das ist so und so! Ich habe das, ich bin dement.‘ Grundsätzlich, überhaupt bei Freunden und so weiter, wo ich hinkomme. Ich habe bis jetzt noch nicht festgestellt, dass irgendeiner negativ darauf reagiert hat. Also, ich habe bis jetzt immer das Gefühl gehabt, die haben das aufgenommen und sie akzeptieren das. Mir ist nicht aufgefallen, dass man dann irgendwie so ein bisschen in die Seite gestoßen wird oder so. Also, das ist nicht der Fall. Bestimmt, weil ich so offensiv damit umgehe. Das habe ich mir von vornherein gesagt: ‚Du musst voll offensiv damit umgehen!‘ Es hat ja auch

keinen Sinn, wenn ich da nirgends mehr hingehe oder weiß der Teufel was. Das hat ja keinen Sinn. Denn man will ja noch weiterleben."

Und Rita Dechant sagt: *„Alle Freunde wissen's und ich mache überhaupt kein Geheimnis daraus. Die Freunde wissen es alle und die gehen da mit. Da denkt dann überhaupt keiner mehr dran. Ich bin da total offen. Weil … ich kann ja nichts anderes machen. Wenn man ganz normal mit den Menschen spricht, dann ist es überhaupt kein Thema, glaub' ich."*

Manche Alzheimerbetroffene schildern auch andere Erfahrungen. Nicht immer honorieren andere Menschen Offenheit. Aber es überwiegen die positiven Erfahrungen – so, wie auch ich sie gemacht habe.

Mitten im Beruf

Als bei mir die Veränderungen im Gedächtnis und Verhalten auffällig zu werden begannen, stand ich noch als Geschäftsführer der von mir und meiner Frau gegründeten Firma voll im Berufsleben. Für die meisten von Ihnen wird das vermutlich nicht zutreffen, denn Alzheimer ist ein Phänomen, das überwiegend im höheren Alter auftritt. Doch gibt es eben auch die jüngeren Betroffenen, für die eine Alzheimerdiagnose in der Regel auch den Verlust der Berufstätigkeit mit sich bringen wird. Das ist schwer, wie ich selbst erfahren musste. Zum Glück habe ich es aber geschafft, diesen Tatbestand zu akzeptieren. Wie? Weil es einfach keine Alternative gab. Und Sie kennen mittlerweile mein Lebensprinzip: Was ich Bedrückendes zu verändern vermag, das versuche ich auch zu verändern. Was ich aber nicht ändern kann, das akzeptiere ich und versuche, das Beste daraus zu machen.

Wenn Sie noch mitten im Berufsleben stehen, ist aber durchaus ein behutsames Vorgehen anzuraten. Auch hier gilt: Sie können die Veränderungen, die Sie an sich bemerken, auf Dauer nicht verheimlichen. Nach und nach werden Sie den anderen Mitarbeitern und irgendwann dann auch Ihren Chefs auffallen. Aber zu forsch damit herauszurücken, dass es zunehmend Probleme gibt oder gar eine Alzheimerveränderung vorliegt, kann leider auch gefährlich sein. Sie möchten ja nicht Ihren Job verlieren. Gleichzeitig können Sie aber nicht darauf bauen, dass den Arbeitgebern mehr einfällt, als einen Mitarbeiter mit Alzheimerproblemen letztendlich wegen Berufsunfähigkeit zu entlassen.

Wenn Sie also in einer solchen Situation sind, gehen Sie am besten erst einmal den von Ihnen festgestellten Veränderungen nach. Gehen Sie zum Arzt, lassen Sie klären, ob es vielleicht nachvollziehbare und vielleicht sogar behebbare Gründe für Ihre zunehmenden Probleme gibt. Vielleicht haben Sie zu viel Stress oder eine organische Erkrankung, gegen die man etwas unternehmen kann.

Wenn aber klarer wird, dass es sich um Alzheimer handelt, dann sollten Sie sich als erstes Beratung und Unterstützung holen, beispielsweise bei der örtlichen Alzheimergesellschaft. Überlegen Sie gemeinsam, wie man nun vorgehen soll.

Auf Menschen mit Alzheimer, die noch mitten im Berufsleben stehen, ist man bei uns noch wenig vorbereitet. Dabei können die Betroffenen doch noch so viel! Und es gibt auch rechtliche Möglichkeiten zur Sicherung der beruflichen Teilhabe. *„Das ist eine wichtige Errungenschaft, auch für den Personenkreis mit Demenz. Leider ist sie noch nicht überall angekommen",* sagt Detlef Jähnert, Referent für Menschen mit Behinderungen in Niedersachsen. Nutzen Sie diese Chancen.

Wie sag's ich meinem Enkel?

Ich bin mittlerweile Großvater. Meine Enkelin ist noch zu klein, um mit Begriffen wie Alzheimer etwas anfangen zu können. Aber wenn sie in der Lage ist, komplexere Dinge zu verstehen, werden wir darüber sprechen. Wissen und merken tut sie es ja ohnehin schon – auch ohne Begriffe und Zuschreibungen. Nur: Es ist ihr völlig egal! Ich bin ihr Opa und dass mein Gehirn etwas anders altert als das anderer Menschen, interessiert sie nicht besonders.

Schweigen oder reden?

Das ist ja eine viel gemachte Erfahrung: Kinder und auch Jugendliche machen sich nicht solche merkwürdigen Gedanken, wie es die Erwachsenen oft tun. Sie kommen meistens viel besser als die Großen mit unserem veränderten Verhalten klar. Sie nehmen Dinge eher, wie sie sind, und sind in einem sehr positiven Sinne naiv und unbefangen. Wenn die Erwachsenen doch auch wieder so sein könnten!

Übrigens: Mittlerweile gibt es auch recht gute Bücher für Kinder und Jugendliche. Mehr dazu im Kapitel 23.

Zugegeben: Wenn es sich um Oma oder Opa dreht, kommen Kinder und Jugendliche meistens gut klar. Schwieriger ist es, wenn es sich um den Vater oder die Mutter handelt, die ungewöhnlich früh Gehirnalterungsprozesse erleben. Doch auch hier gilt: Je offener mit einer Situation umgegangen wird, umso eher können Wege der gemeinsamen Bewältigung entwickelt werden.

Reden oder schweigen?

Ein Leben mit Alzheimer kann ebenso wie ein Leben ohne Alzheimer schrecklich oder gut sein. Wir bestimmen durch unser Verhalten mit, was geschieht. Wir können uns Spielräume verbauen oder sie verteidigen und uns neu schaffen. Wollen wir Letzteres, müssen wir aber reden.

Fragen:

— Haben Sie schon öfters die Erfahrung machen können, dass Offenheit und das Sprechen über problematische Angelegenheiten entlas-
ten und weiterhelfen kann?

— Kennen Sie aus eigener Erfahrung Beispiele positiver Reaktionen auf
einen offenen Umgang mit Alzheimer?

— Haben Sie auch schon einmal negative Reaktionen erlebt?

— Wie könnte man damit umgehen?

— Was brauchen Sie, um sich zu trauen, offen über Ihre Situation zu
sprechen?

Weiterdenken

9. Gott Verstand

Oder: Man kann auch andere Götter haben

Wenn man annimmt, das menschliche Leben könne durch den Verstand regiert werden, so wird damit die Möglichkeit des Lebens aufgehoben.
Lew Tolstoi

Dass jemand, der mit Alzheimer lebt, keinen Verstand mehr hat, ist Unfug. Doch kommt es zu Veränderungen bei den „Verstandesleistungen" – wenn wir die kognitiven Funktionen des Menschen der Einfachheit halber einmal so nennen wollen.

Bei mir macht sich das so bemerkbar: Ich vergesse viele Dinge, kann mir vieles nicht merken, komme in ungewohnter Umgebung nur schlecht klar und habe auch Schwierigkeiten mit der Sprache.

Kognitive Funktionen

Kognitive Funktionen umfassen geistige Tätigkeiten und Leistungen wie z. B.:
— Sprache
— abstraktes Denkvermögen
— Handlungsplanung
— Aufmerksamkeit
— Gedächtnis
— Wahrnehmungsfähigkeit

Nichts scheinen die Menschen mehr zu fürchten als solche Veränderungen. Darum macht Alzheimer auch so große Angst.

Aber: Sind wir Menschen nur deshalb Menschen, weil unser Verstand reibungslos funktioniert? Weil wir abstrakt denken, mathematische

Aufgaben lösen, unzählige Dinge in unserem Gehirn speichern und logisch argumentieren können?

Oder anders herum gefragt: Sind wir keine oder doch keine vollwertigen Menschen mehr, wenn diese Dinge nicht mehr so gut funktionieren wie in alten Tagen?

Was verändert sich eigentlich?

Der Verstand ist nicht weg, aber es gibt Veränderungen im Bereich kognitiver Funktionen, haben wir gesagt.

Was heißt das eigentlich genau? Hier die wichtigsten möglichen Veränderungen:

— Vergesslichkeit: Es werden Namen, Termine und andere Informationen vergessen.

— Sprachprobleme: Es wird zunehmend schwierig, die richtigen Worte zu finden.

— Aufmerksamkeit: Es fällt schwer, sich für längere Zeit auf Geschehnisse zu konzentrieren.

— Abstraktes Denken: Es gelingt nicht mehr richtig, Rechenoperationen auszuführen.

— Planen: Die Planung eines Ausfluges mit allen hierzu notwendigen Schritten mag nicht mehr gelingen.

Bedenken Sie, dass diese und weitere Veränderungen immer individuell sind. Was für den einen zutrifft, muss es für den anderen noch lange nicht tun.

Fast möchte man das meinen, wenn man reißerische Parolen wie die von den leeren Körperhüllen ohne Verstand und dergleichen mehr liest. Oder wenn man zu hören bekommt: *„Wenn ich einmal keinen Verstand mehr habe, dann will ich lieber tot sein!"*

Solche Aussagen beleidigen mich. Ich bin doch mehr als nur Gedächtnis oder abstraktes Denken!

Haben Sie schon einmal darüber nachgedacht, warum die so genannten kognitiven Funktionen eigentlich so wichtig sein sollen? So wichtig, dass Veränderungen sogleich die Frage nach dem Sinn und dem Wert des Lebens aufwerfen?

Wenn Sie plötzlich blind wären – wäre das Leben dann für Sie sinn- und wertlos? Wenn Sie morgen nicht mehr alleine laufen könnten, würden Sie dann sagen, dass sie kein Mensch mehr sind? Macht Ihre Mobilität also Ihr Menschsein aus?

Sicherlich: Ein Maler oder ein Wettkampfsportler würde diese Fragen vielleicht mit Ja beantworten. Die meisten anderen Menschen kämen jedoch vermutlich nicht auf den Gedanken, ihr Menschsein an Funktionen wie die Sehkraft oder die körperliche Mobilität zu binden. Deren Beeinträchtigung oder Verlust wäre natürlich schmerzlich. Aber es wäre eben ein schmerzlicher Verlust und nicht das Ende des Lebens. Und selbst für den Maler und den Sportler wird die Antwort Ja nur dann zutreffen, wenn sie sich ein Leben lang einseitig auf einen einzigen Teil ihres Menschseins konzentriert haben.

Nur die Kognition soll so zentral sein, dass der Mensch nur dann vernünftig leben kann, wenn sie hundertprozentig funktioniert?

In unserem Kulturkreis wird sie geradezu vergöttert. Das war aber nicht immer so. Und ist nicht deshalb richtig, weil viele Menschen das so sehen. Eigentlich sind wir ganz arm dran, wenn wir den Menschen so schrecklich auf den Kopf reduzieren. Was ist mit unseren Gefühlen, unseren vielen Sinnen, der Intuition?

Wenn mein Körperempfinden durch eine Krankheit beeinträchtigt ist, fehlt mir dieser wichtige Teil meines Lebens und Erleben, aber alle anderen sind noch da. Ich kann dennoch ein lebenswertes Leben führen.

Wenn ich mit Alzheimer lebe und mir vieles nicht mehr merken und keine hoch logischen Dialoge mehr führen kann, dann fehlt mir auch etwas, was vorher einmal da war. Aber alle anderen Fähigkeiten, an dieser Welt teilzunehmen, sie zu erleben und ein gutes Leben zu führen, sind dadurch nicht fort.

Ich erlebe an mir die Verluste, die Alzheimer mit sich bringt, ich erlebe aber auch tagtäglich die anderen Seiten meines Menschseins und kann sie genießen. Und nicht nur ich!

Haben Sie eigentlich den „Fall" von Walter Jens, dem großen deutschen Schriftsteller und -gelehrten, in den Medien verfolgt? Sein Sohn Tilman hatte ein viel beachtetes Buch über die Demenz seines Vaters geschrieben. Meistens ging es in der Diskussion um die Frage, ob hier ein Sohn mit seinem übermächtigen Vater abrechnet. Kaum jemand hat jedoch die andere Geschichte bemerkt, die sich hinter dem „Fall" Walter Jens verbirgt und von seinem Sohn berichtet wird.

Jens galt jahrzehntelang als intellektueller Heroe in Deutschland. Und er hat sich auch selbst so verstanden und definiert. Er hat sich sein Leben früher nur als denkender Kopf, logisch argumentierend und schreibend vorstellen können. Ohne das war das Leben für ihn keines und er hat stets betont, dass er sich im Falle nachlassender intellektueller Fähigkeiten den Tod wünsche. Walter Jens war ein richtiger Hardliner!

Dann traten die Demenz und all das, was er so gefürchtet hatte, in sein Leben. Lange Zeit litt Jens sehr stark daran. Doch dann änderte sich etwas. Heute schildern ihn seine Angehörigen als einen Menschen, der seinen Frieden gefunden hat. Er kann nicht mehr schreiben, lesen oder tiefsinnige Gespräche über Literatur und Philosophie führen. Aber er hat neue Dinge an sich und in der Welt entdeckt, die ihm Freude bereiten. Er ist viel in der Natur und genießt den Kontakt zu Tieren. Auch Essen und Trinken bereiten ihm großen sinnlichen Genuss.

Diese Geschichte zeigt uns, dass es neben den Funktionen unseres Kopfes ganz viel in uns gibt, das unserem Leben Sinn, Freude und Wert schenken kann. Und das kann selbst von verkopften Menschen entdeckt und für das eigene Leben erschlossen werden. Mit und ohne Alzheimer.

Fragen

— Würden Sie sich als einen Kopfmenschen begreifen?

— Was alles macht Ihr Leben wertvoll und lebenswert?

— Wäre das Leben für Sie weniger wert, wenn ihr Gedächtnis und andere kognitiven Leistungen nachlassen würden?

— Welche Rolle spielen in Ihrem Leben Leib und Körper, Sinne und Intuition?

— Können Sie sich vorstellen, diese Dinge gezielt und stärker zu fördern?

— Sind Sie offen für neue Erfahrungen und Erlebnisse?

10. Meeresrauschen und heulender Wind

Vom Erinnern und vom Vergessen

Der Vorteil eines schlechten Gedächtnisses ist, dass man
dieselben guten Dinge mehrmals zum ersten Mal genießt.
Friedrich Nietzsche

„Man kann auch ein ganzer Mensch sein ohne Erinnerungsvermögen, ohne
Vergangenheit", hat der Arzt Jean-Luc Moreau einmal gesagt. Seine Mutter
hat mit Demenz gelebt. Das beruhigt erst einmal. Aber dass ein Mensch
ganz ohne Erinnerungsvermögen und ohne erinnerbare Vergangenheit ist,
dürfte kaum vorkommen – auch nicht bei Alzheimer.

Gedächtnisprobleme und der Rückgang von Erinnerungsleistungen sind
das Erste, was einem zum Stichwort Alzheimer einfallen. Alzheimer ist zwar
viel mehr, aber ohne Zweifel zählen Veränderungen der Gedächtnisleistung
zu seinen hervorstechenden Merkmalen.

Und sie bringen eine Reihe von Problemen mit sich. Wenn ich nicht
mehr Wege und Straße erinnern kann, werde ich mich womöglich verlaufen. Und wenn ich zum Supermarkt gehe und, dort angekommen, vergessen
habe, was ich eigentlich einkaufen wollte, werde ich vermutlich mit leeren
Händen oder aber mit unnötigen Waren wieder nach Hause kommen.

Das schränkt mich in meiner Selbständigkeit zweifelsohne ein. Aber
irgendwie kann ich mich damit auch im gewissen Umfang arrangieren. Vielleicht gehe ich nur noch in Begleitung einkaufen oder spazieren. Oder ich
schaffe mir ein Handy mit GPS-Ortung an, das meinem Ehepartner zeigt,
wo ich mich gerade aufhalte. Ich habe so ein Handy. Und ein Einkaufszettel
hilft mir, aus dem Supermarkt auch das zu holen, was ich brauche.

Ich selbst lasse in Geschäften öfters mein Portemonnaie oder die gekauf-
ten Waren liegen. Da ich aber in allen Läden, die mir wichtig sind, offen

über meinen Alzheimer gesprochen habe, erhalte ich auch Hilfe. Man achtet darauf, dass ich nichts vergesse und sollte es doch einmal passieren, kommt gleich ein Verkäufer hinter mir hergerannt und trägt mir das Liegengelassene nach.

Doch was, wenn ich mich nicht mehr an den Urlaub in Italien oder an die Einschulung meines Kindes erinnern kann? Wenn die Gedächtnisprobleme zunehmen? Ich gebe zu, dass mich das oft traurig macht. Mir fehlt in einer solchen Situation etwas, was ich gerne mit meiner Frau oder meiner Tochter teilen möchte, aber nicht kann. Doch was ich selbst in einer speziellen Situation nicht erinnern kann, kann vielleicht von dem anderen wieder in mir hervorgerufen werden – durch ein Urlaubsbild oder ein Foto von der Einschulungsfeier. Doch es bleibt dabei: Ein schlechter funktionierendes Gedächtnis führt eben zu einer Reihe schwieriger Situationen im Alltag.

Allerdings muss Vergessen nicht immer nur schlecht sein. So gibt es ja schließlich auch Dinge, die man lieber für immer aus seinem Gedächtnis streichen möchte: die Erinnerung an negative Erlebnisse oder an das Leid, das einem andere früher einmal zugefügt haben. Bei manchen Menschen ist es so, dass diese Erinnerungen gerade im Leben mit einer Demenz wieder hervorkommen und nicht mehr abgestellt werden können. Gedächtnis und Erinnerung können dann zum Fluch werden. Bei anderen Menschen ist es aber auch genau anders herum. In ihrem Leben mit Alzheimer verblassen und verschwinden schließlich viele Dinge aus dem Gedächtnis, die sie Zeit ihres Lebens belastet haben: der Hader mit der Familie, die Erniedrigungen, die sie aufgrund ihrer Herkunft haben erleiden müssen oder die ständige Angst vor dem sozialen Ruin. Das Vergessen ermöglicht dann die Chance, belastenden Erinnerungsballast abzuwerfen und Zufriedenheit zu finden. So wie in dem folgenden Zitat einer Frau über ihre Mutter berichten es viele andere Menschen auch: *„Ich finde es sehr schön, dass sie jetzt irgendwie zufriedener wirkt. Sie war immer sehr unzufrieden, in ihrer Ehe und da auf dem Dorf, auf dem Lande zu wohnen. Und jetzt ist es so, als ob alles in Frieden gekommen ist. Seltsam!"*

Mit schlechter werdenden Gedächtnisleistungen nimmt zwar eine Fähigkeit ab, die dem Menschen über weite Teile seines Lebens zur Verfügung gestanden hat. Aber es handelt sich hier nur um eine von vielen Fähigkeiten. Und auch die Aussage, dass das Gedächtnis oder die Erinnerungsfähigkeit abnimmt, ist nur teilweise richtig. Denn gemeint ist dabei ja nur die gedankliche Erinnerung. So, wie der Mensch aber nicht nur aus dem Verstand besteht, so ist die gedankliche Erinnerung nur ein Teil unseres gesamten Erinnerungsvermögens.

Der Mensch hat zum Glück ein viel umfassenderes Leibgedächtnis. Das ist ein Gedächtnis des Erlebens. Ich kann mich eben nicht nur abstrakt-gedanklich an den Urlaub an der Riviera erinnern, sondern auch leiblich: an das Rauschen der Wellen, an den Geschmack der Salzluft, an den heulenden Wind über dem Meer und an die sommerliche Atmosphäre am Strand.

Sicherlich kennen Sie aus eigenem Erleben Beispiele dafür, wie ein Geruch, ein Geräusch oder auch ein Wort sofort in Ihnen Bilder entstehen und Erinnerungen lebendig werden lässt. Das hat etwas mit unserem Leibgedächtnis zu tun. Nicht allein der Kopf, sondern der gesamte Leib speichert Zeit ihres Lebens Erinnerungen ab. Und wenn das eine nicht mehr so gut funktioniert, ist das andere immer noch da.

Eingespeichert im Körper sind auch Handlungsabläufe. Und viele davon bleiben auch im Alzheimerprozess erhalten. Das Kartoffelschälen funktioniert dann wie automatisch und auch, wie man sich mit einem Fahrrad fortbewegt, muss von niemandem erklärt werden. Tango ist eine nicht gerade einfache Tanzform. Doch selbst Menschen, die sich aufgrund ihres schweren Alzheimers an kaum etwas erinnern können, verblüffen oft dadurch, dass sie die Jahrzehnte zuvor erlernten Tangoschritte immer noch wie aus dem Effeff beherrschen.

Es sind also noch so viel Erinnerung und so viel Fähigkeit da. Das Problem ist, dass wir ihnen oftmals nicht genügend Beachtung schenken, weil wir uns so stark auf den Kopf und die Verstandesfunktionen konzentrieren. Dabei gerät vieles aus dem Blick, was für unser Leben mit Alzheimer und unsere Lebenszufriedenheit aber so bedeutend ist!

Mythos Gedächtnistraining

Und darum quälen sich so viele Menschen auch mit allen möglichen Formen von Gedächtnistraining und Gehirnjogging herum oder werden von anderen damit gequält. Wenn sich bei Alzheimer Gedächtnisleistungen verschlechtern, dann ist ein Training eben dieser Leistungen doch das Mittel der Wahl, denken heute immer noch viele so genannte Fachleute. Und so gehören Gedächtnistrainingsübungen heute immer noch zu den beliebtesten Angeboten von Beratungsstellen, Kliniken und Treffpunkten. Und auch zuhause kann man sich wunderbar mit Spielen und Büchern Zahlen, Namen, Pflanzen und dergleichen mehr einzuprägen versuchen. Doch leider bringt das alles kaum etwas.

„Hirnjogging bringt nichts", meldete kürzlich eine große deutsche Zeitung und berichtete von den Ergebnissen einer Studie, in der man Folgendes herausgefunden hatte: Zwar konnten die Testpersonen bei den konkreten Denkspielen nach und nach immer bessere Ergebnisse erzielen, diese ließen sich aber nicht auf andere geistige Aufgaben jenseits dieser Übungen übertragen. Genau so sieht das auch der Berliner Neuropsychologe Dr. Gernot Lämmler. Er sagt, Gedächtnistraining sollte jemand machen, der noch keine Demenz hat. Wenn aber erst mal die Demenz da sei, trainiert man eigentlich ständig am Defizit. Das sei eine große Gefahr. Wenn man unter Gedächtnistraining mechanistisches Üben mit dem Ziel verstehe, das Gedächtnis zu verbessern, muss man nach Ansicht von Dr. Lämmler Schiffbruch erleiden und kann damit sogar eine Menge Schaden anrichten. Auch er fragt, was es bringen soll, wenn man sich kurzzeitig fünf oder sechs Zahlen merken kann, aber den Weg zur Ergotherapiepraxis nicht alleine schafft. Es fehle in der Regel an Alltagsrelevanz.

Ich habe zwar auch manche Gehirnjoggingübung hinter mich gebracht, praktiziere aber eher das, was Lämmler und andere Experten als Alternative zu stupidem Gedächtnistraining empfehlen: Ich konzentriere mich auf das, was mir wichtig ist und auf all das, was ich noch kann. Ich bleibe aktiv und versuche, ein erfülltes Leben zu leben. Ich ziehe mich nicht zurück, sondern habe regelmäßige Verpflichtungen. Und ich informiere andere Menschen und bitte sie, auch ein wenig mit aufzupassen, dass ich an dieses und jenes denke, und mich zu unterstützen, wenn ich doch einmal etwas vergesse.

Fragen:

— Wie machen sich bei Ihnen Gedächtnis- und Erinnerungsprobleme bemerkbar? Was fällt schwer zu erinnern oder sich zu merken? Was nicht?

— Wie können Sie Gedächtnis- und Merkprobleme auszugleichen versuchen: mit Hilfsmitteln, Zetteln, der Hilfe anderer Personen?

— Was prägt sich Ihnen besonders gut ein: Gerüche, Bilder, Töne, Berührungen …? Falls Sie es spontan nicht wissen, denken Sie einmal an einen zurückliegenden Urlaub oder Spaziergang und schauen Sie dann noch einmal, welche Art von Erinnerung sich Ihnen am stärksten aufdrängt.

— Haben Sie das Gefühl, dass in Ihrem bisherigen Leben alle Formen der Wahrnehmung (Verstand, Körper, Sinne …) eine gleichberechtigte Rolle gespielt haben?

— Hätten Sie Lust, bisher vernachlässigte Bereiche gezielt zu fördern?

— Was ist Ihnen in Ihrem Leben besonders wichtig? Wie können Sie das zukünftig weiter pflegen?

11. Hoffnung is a Schmarr'n!

Lassen wir uns nicht auf den Arm nehmen

Unsere Hoffnungen zu verwirklichen ist uns als Menschen ebenso unmöglich, wie die Hoffnung fahren zu lassen.
Zygmunt Baumann

Für meinen Ausspruch *„Hoffnung is a Schmarr'n"* (für die Nicht-Bayern unter den Lesern: Hoffnung ist Quatsch!) musste ich mir schon mehrfach Kritik gefallen lassen. Da kommt der Zimmermann mit seinem Alzheimer daher und sagt allen anderen, sie sollen sich bloß keine Hoffnung machen! Aber kann man denn ohne Hoffnung leben? Und hat der Zimmermann denn nicht immer gesagt, er wolle anderen Menschen Hoffnung machen? Unter anderem ja auch durch dieses Buch!

Zeit also, um etwas klar zu stellen. Wenn von Hoffnung gesprochen wird, was ist denn damit in der Regel gemeint? Gemeint ist doch fast immer, dass wir sagen sollen: *„Oh wie schlimm, ich habe Alzheimer!",* und dann all unser Warten und Hoffen darauf richten, dass möglichst bald ein Wundermedikament erfunden wird, das Alzheimer auslöscht.

Vor solch einer falsch verstandenen Hoffnung will ich allerdings warnen. Und das aus zwei Gründen.

Wird die Medizin Alzheimer besiegen?

Der erste Grund ist: Es besteht kaum Anlass, an eine medizinische „Lösung" von Alzheimer zu glauben. In Kapitel 4 haben wir es bereits erwähnt: Bis heute können Medizin und Wissenschaft Alzheimer nicht wirklich erklären. Das, was man Ewigkeiten lang als Ursachen genannt und verfolgt hat

– die berühmten Plaques und mehr –, hat sich als großer Irrtum und Irrweg entpuppt. Und immer mehr kritische Köpfe aus der Wissenschaft betrachten Alzheimer eher als eine Begleiterscheinung des zunehmenden Alters anstatt als eine ernsthaft zu besiegende Krankheit.

Mich ärgert es deshalb, wenn dauernd gerufen wird: Wir brauchen nur noch mehr Zeit und vor allem viel mehr Geld, dann lösen wir das Problem schon! Das ist – auf Deutsch gesprochen – Verarschung! Und wenn dann dauernd irgendein Pharmakonzern schreit: *„Juchhu, wir haben die Lösung! Der Durchbruch ist da!"*, nur weil drei Ameisen im Medikamentenversuch nicht gleich tot umgefallen sind, dann macht mich das regelrecht wütend!

Dann wird da wieder falsche Hoffnung geschürt und die Betroffenen stehen am Ende wie immer völlig enttäuscht da. Es ist ein Verbrechen, falsche Hoffnung zu machen!

Medikamente

Medikamente, mit denen man Alzheimer beziehungsweise Demenz heilen kann, gibt es nicht. Die zur Verfügung stehenden Antidementiva sollen im Einzelfall den demenziellen Prozess zeitlich zwar etwas verzögern können. Viele Menschen kommen jedoch mit den Nebenwirkungen nicht klar. Aber: Auch wenn die Wirksamkeit von Antidementiva sehr begrenzt ist, sollten sie immer dann, wenn sie einem Betroffenen helfen, auch vom Arzt verordnet werden.

Oft werden Psychopharmaka, beispielsweise Antidepressiva oder Neuroleptika, verordnet. Diese wirken jedoch nicht auf die Demenz ein, sondern auf psychische Probleme wie beispielsweise eine Depression oder Unruhe. Mit Psychopharmaka sollte man sehr vorsichtig sein! Wenn sich eine richtige Depression entwickeln sollte, sind Antidepressiva sicherlich angezeigt. Doch werden Psychopharmaka leider zu oft, zu schnell und zu lange verschrieben. Oft werden sie einfach als Ersatz für fehlende Maßnahmen der Zuwendung, Auseinandersetzung und andere Formen des Umgangs mit Alzheimer und Demenz verwendet.

Antipsychotika (Neuroleptika) sollten möglichst nie zum Einsatz kommen. Vor einem damit verbundenen erhöhten Sterberisiko hatten vor einigen Jahren europäische und amerikanische Zulassungsbehörden ausdrücklich gewarnt.

Hoffen oder etwas tun?

Der zweite Grund, warum Hoffnung a Schmarr'n ist, ist der: Wenn ich mit ganzer Kraft auf ein fernes Wundermittel hoffe, vergesse ich leicht, dass ich jetzt und hier lebe. Und dass ich etwas tun kann und muss, damit dieses Leben ein gutes ist – trotz und mit „Dr. Alzheimer" an meiner Seite.

Natürlich verstehe ich, dass sich viele Betroffene und auch die Angehörigen auf's Hoffen verlegen. Nur führt das zu nichts. Ich habe mich für etwas anderes entschieden. Ich will gut leben, ich will, dass es auch meiner Frau, meiner Tochter und meiner Enkelin gut geht. Dass wir gemeinsam gut leben. Und darum habe ich meinen Alzheimer angenommen und bin auf dem Weg mit ihm.

„Hoffnung is a Schmarr'n" bedeutet also alles andere, als dass ich ohne Hoffnung bin. Nur ist das keine Hoffnung auf die Rettung durch die Pharmaindustrie, sondern die Hoffnung auf die eigenen Kräfte, mein Leben gestalten zu können. Dass das nicht nur eine Hoffnung ist, sondern auch funktioniert, sehe und erlebe ich dann ja auch tatsächlich.

Fragen

— Sind Sie ein Typ, der darauf setzt, sein Leben zu gestalten und der weiß, dass er selbst dafür etwas tun muss und kann, damit es ihm gut geht?

— Oder sind Sie jemand, der immer schon mehr auf die Hilfe von außen gesetzt hat – sei es durch das Schicksal, den Zufall, die Ärzte oder die Vorgesetzten?

— Hat der Glaube an die eigenen Kräfte, auf sein Leben einwirken zu können, durch die Alzheimerdiagnose bei Ihnen abgenommen?

— Haben Sie sich schon einmal überlegt, inwieweit das mit den Gedanken und dem Verhalten anderer Menschen um Sie herum zu tun haben könnte? Lesen Sie doch dazu einmal den kleinen Kastentext.

Eine kleine Geschichte

Helga Rohra, Demenzbetroffene und ebenso wie ich in München lebend, hatte nach ihrer Demenzdiagnose schlagartig alle zuvor vorhandenen Fremdsprachenkenntnisse verloren. Sie hatte ja schließlich eine Demenz und da kann man eben nichts oder nicht mehr viel – dachten alle um sie herum und dachte schließlich auch sie. Als Sie auf einer Veranstaltung von einem amerikanischen Fachmann angesprochen wurde, der sie ermutigte, es doch einfach zu versuchen, verfiel sie sofort in ein fließendes Englisch – und spricht es seitdem wieder.

Das Leben weiterleben

12. Obladi Oblada

Sein Leben weiter leben

Was ich vom Leben gelernt habe, kann ich in drei Worte fassen:
ES GEHT WEITER.
Robert Lee Frost

Obladi Oblada, life goes on. So sangen es die Beatles vor vielen Jahren. Geht das Leben auch mit Alzheimer weiter?

Alzheimer verändert vieles im Leben. Es macht natürlich schon traurig, wenn bestimmte Dinge plötzlich nicht mehr gehen. Bei mir war es beispielsweise das Schreiben. Man versucht einmal, zweimal und auch dreimal etwas auf einem Zettel zu notieren, aber es will nicht recht gelingen. Da ist eine notwendige Erkenntnis, um die wohl niemand herumkommt: Bestimmte Dinge gehen eben nicht mehr so wie früher.

Viele Betroffene verfallen darüber in depressive Gedanken und werden passiv. Sie ziehen sich zurück und versuchen aus Angst vor Misserfolgen erst gar nicht mehr, bestimmte Dinge zu tun. Dabei schütten Sie jedoch meistens das Kind mit dem Bade aus. Sie übersehen, dass Alzheimer auf keinen Fall bedeutet, dass man nun handlungsunfähig wird. Vieles geht mit Sicherheit noch, wenn wir es nicht selbst abschreiben und gar nicht mehr probieren.

Mit „Dr. Alzheimer" hat für mich zwar ein neues Leben begonnen, aber das alte ist dadurch keineswegs sang- und klanglos von der Bildfläche verschwunden. Mir war und ist es vielmehr sogar sehr wichtig, mein altes Leben in vielen Aspekten wie gewohnt weiterzuführen und nicht einfach aufzugeben – allerdings der neuen Situation angepasst!

Früher bin ich gerne verreist. Das tue ich heute weiterhin. Letztes Jahr war ich mit Freunden eine Woche in St. Petersburg und auch den Italienurlaub mit meiner Frau lasse ich mir nicht nehmen.

Meinen sechzigsten Geburtstag habe ich bei uns in München mit vielen Freunden von nah und fern gefeiert. Warum sollte das auch anders sein?

Bedauerlicherweise schaut man bei Menschen mit Alzheimer vor allem auf das, was sich verändert und auch verschlechtert. Schon in der Schule beginnt ja dieser falsche Blick auf die Defizite statt auf die Stärken der Personen. Wir sollten aber vor allem auf das schauen, was wir können und diese Stärken pflegen.

Herr Rinne aus einer kleinen Stadt in Nordrhein-Westfalen hat auch Alzheimer. Sein Leben lang ist er gern Fahrrad gefahren und hat das sehr genossen. Alleine unterwegs sein ist ihm und seiner Frau zwar heute zu gefährlich, aber mit anderen Betroffenen aus seiner Selbsthilfegruppe unternimmt er auch heute noch lange Radtouren, bei denen er ein ordentliches Tempo vorgibt und sich den Fahrtwind um die Nase wehen lässt. Das Radfahren bedeutet für ihn eine Fortsetzung seines alten Lebens und ein sehr wichtiges Stück Lebensqualität.

Heino aus München hingegen, der ebenfalls immer gerne Rad gefahren ist, kann dies heute nicht mehr tun. Er besitzt kein Fahrrad mehr und seine gesetzliche Betreuerin hält das Radfahren auch für viel zu gefährlich für ihn. Heino leidet unter dieser Situation und fühlt sich von einem wichtigen Teil seines alten Lebens abgeschnitten. Mit Sicherheit könnte er noch gut Rad fahren – gemeinsam mit anderen ohnehin!

Nicht alles, was früher ging, muss heute auch noch gehen, aber vieles ist eben doch noch möglich! Wir dürfen uns weder von den eigenen negativen Gedanken – *„Ich habe Alzheimer, jetzt geht nichts mehr!"* – noch von den Zuschreibungen anderer Menschen – *„Der hat Alzheimer, da geht nichts mehr!"* – blockieren lassen.

Stattdessen lohnt sich ein Nachdenken darüber, wie Dinge, die uns wichtig sind, weiter verfolgt werden können – oft eben mit den notwendigen Anpassungen.

In Pforzheim lebt ein Mann mit der Diagnose Alzheimer, der immer gerne Gedichte geschrieben hat. Das klappt heute nicht mehr besonders gut. Nun will er mit anderen Personen zusammen reimen.

In Minden gibt es einige Selbsthilfegruppen von Menschen mit Demenz. Gemeinsam gehen die Mitglieder ihren alten oder neuen Interessen und Hobbys nach – so auch dem Sport. Auf dem Programm stehen diverse Bewegungssportarten und auch Fahrradtouren, die mit dem Allgemeinen Deutschen Fahrrad Club gemeinsam durchgeführt werden.

Wir müssen uns klar machen: Niemand hindert uns, weiter die Oper, eine Volksmusikveranstaltung oder eine Kunstausstellung zu besuchen. In Stuttgart gibt es einen Verein, der solche kulturellen Veranstaltungsbesuche gezielt für Menschen mit Alzheimer anbietet, andernorts sogenannte Demenzpaten.

Aber vielleicht können Sie ja auch ganz einfach ihre Nachbarin oder einen alten Freund fragen, ob er Sie dorthin begleiten und mit Ihnen etwas Schönes erleben möchte.

Ich kenne auch Betroffene, die in gewissem Sinne stur sind. Sie leiden darunter, dass sie bestimmte Dinge nicht mehr wie bisher tun können. Sie weigern sich, über Anpassungsmöglichkeiten nachzudenken oder Unterstützung durch andere anzunehmen. Ich halte das für nicht sehr schlau. Wem nützt es, wenn man sich so alle Chancen verbaut, mit und trotz Alzheimer ein vernünftiges Leben zu führen? Ich hoffe, dass Sie nicht zu einer solchen Haltung neigen.

Wir sollten dort Unterstützung annehmen, wo sie hilfreich für uns ist und wir sollten uns gleichzeitig mit Vehemenz gegen alle Versuche wehren, uns Dinge abzunehmen, die wir sehr gut noch alleine tun können – auch, wenn diese Versuche von Menschen kommen, die uns sehr nahestehen und uns Gutes tun wollen!

Fragen

— Welche Dinge sind Ihnen in Ihrem Leben besonders wichtig?

— Welche davon würden Sie auf jeden Fall auch im Falle von Alzheimer beibehalten wollen?

— Wenn dies jedoch nicht mehr ohne Weiteres in der gewohnten Form möglich sein sollte: Wie könnten der neuen Situation angepasste Formen aussehen?

— Hätten Sie Schwierigkeiten, dabei die Hilfe und Unterstützung anderer Menschen anzunehmen?

— Was müsste geschehen, damit Sie diese Schwierigkeiten überwinden könnten?

13. Neues entdecken

Vom Charme des Beifahrersitzes

Neuerungen können Wunder wirken. Sie sind die
Würze der Liebe und des Lebens überhaupt.
Alice Fleming

Auch wenn ich versuche, viele Dinge beizubehalten, habe ich natürlich mein altes Leben in gewisser Weise verloren. Mir ist damals schnell klar geworden, dass ich mir ein neues Leben aufbauen muss – und das muss keineswegs schlechter sein als das alte. Sein Leben neu justieren – darum geht es, nachdem „Dr. Alzheimer" in das Leben eingetreten ist!

In diesem zweiten Leben – ja, als ein solches empfinde ich es – wird es möglich, Dinge zu tun, die vorher nicht möglich erschienen und an die man überhaupt niemals gedacht hat. In gewisser Weise ist man jetzt nämlich frei – man muss ja vor nichts mehr Angst haben!

Ich habe viel Neues entdeckt und mir erschlossen. Man sieht die Welt anders und man schaut konzentrierter. Man braucht für manches viel mehr Zeit, man hat aber jetzt auch viel mehr Zeit als früher. Ich kann mich heute viel besser öffnen als früher. Und diese Öffnung bringt für mich mehr Kommunikation mit anderen, mehr Konzentration und auch mehr Sinn. Manche Blockade, die man als Mensch mit sich herumschleppt, löst sich eben auf und es eröffnen sich neue Möglichkeiten.

Ich bin früher gerne Auto gefahren. Das tue ich schon seit längerem nicht mehr, heute sitze ich auf dem Beifahrersitz. Ich weiß, dass das für viele Menschen eines der größten Probleme im Zusammenhang mit Alzheimer ist: nicht mehr Auto fahren zu können! Auch mir ist das anfangs nicht leicht gefallen. Aber ich habe dann auch die andere Seite der Medaille kennen lernen dürfen. Heute sitze ich entspannt auf dem Beifahrersitz und sehe plötzlich Wiesen, Berge und Wolken, die ich früher nie richtig wahrnehmen konnte, weil ich ja das Auto steuern musste. Das genieße ich!

Dass ich einmal auf einer Theaterbühne stehen würde, hätte ich mir früher niemals träumen lassen. Überhaupt war ich Zeit meines Lebens eher schüchtern. Eine Rede halten oder mit Kunden verhandeln war nicht meine Sache. Theaterspielen schon gar nicht. Außer einem kurzen Spieleinsatz als Pilz im Kindergarten hatte ich bis zu meiner Alzheimerdiagnose nichts mit dem aktiven Theaterspielen zu tun gehabt. Das sieht heute anders aus. Begonnen hat es mit kleinen Sketchen in einer Tagesklinik und hat mich schließlich auf die Bühne eines Münchener Hinterhoftheaters geführt.

Regelmäßig spiele ich dort. Wie kann jemand mit Gedächtnisproblemen Theater spielen, wird sich manch einer fragen? Sicher, einen festen Text könnte ich mir nicht merken. Aber improvisieren kann ich! Und so arbeitet das Theater eben mit Improvisationselementen. Wieder ein Beispiel dafür, was alles trotz Alzheimer möglich ist.

Und noch etwas Neues habe ich für mich entdeckt, das früher überhaupt keine Rolle in meinem Leben gespielt hat: die Malerei. In einer Tagesklinik habe ich nach meiner Diagnose die ersten Malversuche unternommen. Anfangs ging es immer darum, „Dr. Alzheimer" und meine Ängste auf die Leinwand zu bannen, um ihnen ihre Macht über mich zu nehmen. Heute ist das Malen für mich viel mehr als selbsttherapeutische Arbeit. Ich habe Freude an Farben und Formen und experimentiere immer wieder mit neuen Materialien, die ich in meinen Bildern verarbeite. Ich male für mich. Ganz überrascht war ich daher, als meine Bilder plötzlich auf positive Reaktionen anderer Menschen stießen. Mittlerweile gab es schon Ausstellungen mit meinen Arbeiten und ich bin mit einigen Werken sogar in einem Kunstkatalog vertreten.

Christian Zimmermann auf der Theaterbühne und an der Staffelei! Hätten Sie mir das vor wenigen Jahren gesagt, hätte ich Sie schallend ausgelacht. Alzheimer hat mir mein reibungslos funktionierendes Gedächtnis genommen, Alzheimer hat mir dafür aber auch wunderbare neue Erfahrungen und Betätigungsfelder geschenkt!

Mir geht es beileibe nicht darum, Sie aufzufordern, nun auch zu malen, Theater zu spielen oder als Beifahrer die Berggipfel zu bewundern. Für mich ist das sehr schön, für Sie vielleicht uninteressant. Ich möchte Ihnen durch mein Beispiel aber zeigen, dass Alzheimer auch Chancen bietet – auch wenn sich das für Sie vielleicht irritierend anhört. Es ist doch ermutigend, zu wissen, dass es auch eine positive Seite von Alzheimer gibt und dass jeder Mensch in seinem Leben neue Dinge entdecken und für sich erschließen kann – Dinge, die Lebensfreude und Sinn bringen. Und das alles ist auch dann möglich, wenn man mit Alzheimer leben muss. Alzheimer bedeutet Abschied und Neuanfang zugleich!

Seien Sie einfach offen für das, was Ihnen das Leben bietet.

Fragen

— Gibt es Dinge, die Sie in Ihrem Leben noch nie getan haben, aber gerne einmal tun würden?

— Können Sie sich vorstellen, diese Dinge anzugehen, wenn Sie mit Alzheimer leben müssen?

— Können Sie einen vernünftigen Grund nennen, warum Sie damit warten wollen, bis „Dr. Alzheimer" an Ihre Türe klopft?

Alles wunderbar?

Es gibt einen Film über mich, den der SWR 2010 gedreht hat. In ihm werde ich unter anderem bei den Dingen gezeigt, von denen in diesem Kapitel die Rede ist, beispielsweise beim Malen. In einer Szene breche ich plötzlich in Tränen aus und kann nicht mehr weiter sprechen. Es gab eine Diskussion, ob diese Szene aus dem Film herausgeschnitten werden soll. Das wollte ich aber nicht. Denn auch das, dass immer wieder Gefühle der Trauer und manchmal auch der Angst hochkommen, gehört zum Leben mit Alzheimer. Es ist nicht alles Sonnenschein, da kann man noch so positiv schauen. Wer wüsste das besser als ich?

Und dennoch ist meine Botschaft diese: Es gibt ein Leben nach der Diagnose! Und dieses Leben bietet sowohl Momente des Lichts als auch Momente des Schattens. So, wie jedes andere Leben auch!

14. In Kontakt bleiben

Soziale Beziehungen halten fit und uns mittendrin

Die Menschen, denen wir eine Stütze sind,
die geben uns den Halt im Leben.
Marie von Ebner-Eschenbach

Ich habe viele Freundinnen und Freunde. Freunde zu haben, war für mich und für meine Frau immer schon wichtig. Mit ihnen und mit anderen nahestehenden Menschen kann man gemeinsam Dinge unternehmen, man kann sich gemeinsam entwickeln und sich gegenseitig unterstützen. Das hat mit Alzheimer erst mal gar nichts zu tun.

Wenn aber „Dr. Alzheimer" in das Leben von Menschen und ihrer Familien tritt, dann geschieht es leider oft, dass sich Kontakte und Beziehungen zu anderen Personen ausdünnen oder irgendwann ganz weg sind. Manchmal sind es die anderen, die sich zurückziehen. Fast immer steckt dann eine große Unsicherheit dahinter. Sie wissen nicht, wie man mit dem „Alzheimerkranken" umgehen soll und lassen es dann lieber gleich ganz bleiben. Aber ganz oft ist es der Betroffene selbst, der seine Kontakte zu anderen Menschen reduziert oder einschlafen lässt. Und nicht minder oft ist es auch der Ehepartner oder die Ehepartnerin, manchmal auch ein anderer Angehöriger, der die treibende Kraft ist. Vielleicht schämt er sich für seinen „komischen" Partner oder will diesen einfach nur aus falsch verstandener Fürsorge vor peinlichen Situationen schützen.

Wie auch immer: Soziale Kontakte auszudünnen ist der falsche, sie weiter zu pflegen oder sogar neu zu entwickeln der bessere Weg! Was kann man tun, um Alzheimer vorzubeugen, werden Wissenschaftler oft gefragt. Neben Empfehlungen zu lebenslangem körperlichem und geistigem Training sowie gesunder Ernährung wird dann ganz häufig genannt: neugierig bleiben und soziale Kontakte pflegen! Und wenn man mit Alzheimer lebt, ist das erst recht wichtig und hilfreich.

In Kontakt bleiben

Ich habe mir von Anfang an gesagt, dass ich auch nach der Diagnose mein altes Leben weiterführen will, und dazu gehört für mich auch, dass ich in Kontakt mit meinen Freunden und Bekannten bleibe. Wir unternehmen immer noch viel gemeinsam, verreisen zusammen, feiern Geburtstag, treffen uns zum Essen. Niemand hat sich zurückgezogen. Ich habe bereits in einem anderen Kapitel gesagt, warum das so ist: Ich bin gleich zu allen hin und habe ganz offen gesagt, dass ich laut Arzt das habe, was man Alzheimer nennt. Und dass ich mir wünsche, dass trotzdem alles so zwischen uns bleibt, wie es vorher war. Und es hat funktioniert.

Meine Frau und meine Tochter leiten jetzt unsere kleine Firma, sind also tagsüber außer Haus. Ich verbringe viel Zeit in der Wohnung. Aber glauben Sie nicht, dass ich jetzt ein Stubenhocker geworden bin. Ich bin recht viel unterwegs – mit Freunden. Wir gehen durch München spazieren und ins Museum. Neulich waren wir auf einer Schmetterlingsfarm. Oder wir gehen abends ins Tanztheater. Mal laden mich die Freunde ein und machen Vorschläge für Aktivitäten, mal ist es genau umgekehrt. Ich bin neugierig geblieben und interessiere mich für viele Dinge. Fast jeden Tag kommt jemand aus unserem Freundes- und Bekanntenkreis zu mir und wir unternehmen etwas oder reden auch nur bei Tee und Schokolade. Um es offen zu sagen: Meine Frau hat ein regelrechtes Betreuungsnetz gespannt, das mir erlaubt, gut klarzukommen und in Kontakt mit lieben Menschen zu bleiben. Und es ist wichtig, wenn meine Frau einmal ein paar Tage Auszeit benötigt. Sie muss sich keine Sorgen um mich machen – ich werde dann nämlich gut umsorgt.

Dieses Netz ist ganz wichtig, damit ich so leben kann, wie ich gerade lebe. Und es funktioniert, weil ich mich auf Freunde und andere nahestehende Menschen stützen kann.

Ich pflege aber auch über den Freundeskreis hinausgehende soziale Kontakte, die eine nicht minder große Bedeutung haben.

Und wenn niemand da ist?

Solch andere Kontakte sind für einen Menschen wie mich, aber auch für all diejenigen wichtig, die keine Freunde, Bekannten und auch Familienmitglieder im Hintergrund haben.

Es gibt Menschen, die Zeit ihres Lebens Einzelgänger waren und von sich aus keine intensiven Beziehungen mit anderen Personen gepflegt haben. Für sie wird es im Alter und in der Situation, in der „Dr. Alzheimer" in ihr Leben tritt, nicht ganz einfach werden. Unmöglich muss es aber nicht sein, auch jetzt noch seinem Leben eine neue Wendung zu geben.

Je älter man ist, desto wahrscheinlicher ist es aber, dass sich alte Kontakte ausdünnen. Die Kinder leben vielleicht Hunderte von Kilometern weit entfernt und viele Freunde sind vielleicht schon gestorben. Das betrifft die alten sozialen Kontakte. Was aber ist mit neuen?

Oder anders ausgedrückt: Es reicht nicht aus, alte Kontakte zu pflegen, man sollte immer auch bereit sein, neue soziale Beziehungen zu knüpfen.

Kontakte zu Gleichbetroffenen

Was läge näher als der Gedanke, solche neuen Kontakte zu Menschen zu suchen, die in der gleichen Situation sind wie man selbst – also mit Alzheimer leben? Ich besuche deshalb beispielsweise eine Selbsthilfegruppe in München. Solche Gruppen sind sehr wichtig und leisten etwas ganz Spezielles. Dazu können Sie in Kapitel 18 mehr erfahren. Doch lassen Sie uns hier einmal auf andere Möglichkeiten schauen, neue Kontakte aufzubauen.

Etwas unternehmen

Im Magazin *demenz* kam vor einigen Monaten ein Ehepaar zu Wort, das genau das tat, was weiter oben beschrieben wurde: Sowohl der Mann, bei dem Alzheimer diagnostiziert war, als auch seine Ehefrau hielten Kontakt zu ihren alten Bekannten und besuchten weiterhin die Treffen eines Hobby-Autorenkreises. Beide waren auch regelmäßig Gäste einer Betroffenengruppe in einer großen Beratungseinrichtung in ihrer Stadt. Aber sie hatten noch einen anderen Wunsch. Gerne hätten sie eher privat Kontakt zu Gleichgesinnten gefunden, um gemeinsam Interessierendes zu unternehmen. So liebte das Ehepaar das Fahrradfahren und das Wandern zu Fuß. Beides funktionierte auch noch, aber so schnell und ausdauernd wie die alten Mitstreiter war man nicht mehr. Neben den weiter stattfindenden gemeinsamen und angepassten Unternehmungen mit den alten Freunden war deshalb der Wunsch nach etwas Zusätzlichem entstanden. „Das wäre dann eher privat, da müssten sich dann Leute finden, die zusammenpassen", fasste es die Ehefrau damals zusammen und fuhr fort: „Aber wie findet man die? Wir können ja nicht einfach mal eben was in die Zeitung setzen."

Die Frage, die dann plötzlich im Raum stand, lautete: Wieso denn eigentlich nicht? Und so wurde die Idee entwickelt, einen kleinen Aufruf in den Stadtzeitungen zu platzieren (siehe Textkasten).

Etwas unternehmen!

Zuhause herumsitzen, nur weil einer von uns eine Demenz hat? Das kommt nicht infrage! Ehepaar, beide in den Siebzigern, mit vielfältigen Interessen sucht Gleichgesinnte und Betroffene aus Pforzheim und Umgebung für privaten Austausch und gemeinsame Unternehmungen. Falls Sie sich angesprochen fühlen, nehmen Sie bitte Kontakt zu uns auf. Wir könnten uns zu einem ersten unverbindlichen Kennenlernen treffen und schauen, ob „es passt". Wir freuen uns auf Ihre Antwort. Und: Falls Sie Menschen kennen, für die unser Angebot interessant sein könnte, geben Sie diese Information doch bitte weiter! Vielen Dank!

Und es meldeten sich tatsächlich Interessierte auf die kleine Zeitungsnotiz. Zu einem Paar besteht seitdem bis heute ein regelmäßiger Kontakt. Vielleicht kann dies ja auch für Sie eine Anregung sein, Kontakte zu Gleichbetroffenen und Gleichgesinnten zu suchen.

Hallo-Essen

Richard Taylor lebt so wie ich mit Alzheimer. Allerdings nicht hier in Deutschland, sondern in Texas. Wir sind uns schon zwei Mal begegnet und haben gemeinsam vor Publikum über unser Leben mit „Dr. Alzheimer" berichtet. Von Richard stammt eine interessante weitere Initiative: die Hallo-Essen. Auf Englisch: *Hello Dinner*. Seine Idee: Als Alzheimerbetroffener lade ich andere Betroffene zu mir nach Hause zu einem Essen ein. Richard hat das Hallo-Essen genannt, weil er immer dazu auffordert, Menschen mit Alzheimer mit einem freundlichen Hallo zu begegnen und sich nicht innerlich von ihnen zu verabschieden.

Noch einmal: Sie und Ihr Partner laden also einen anderen Alzheimerbetroffenen mit dessen Partner zu sich nach Hause ein. Oder Sie laden einen oder zwei andere Betroffene ein, die ebenso wie Sie keinen Partner haben. Es gibt ein schönes Essen mit Kerzen, Musik und mit allem, wonach Ihnen der Sinn steht. Es geht hier um eine private Angelegenheit, von Betroffenem zu Betroffenem, von Mensch zu Mensch. Was steht am Ende eines solchen Hallo-Essens? Vermutlich ein sehr schöner und anregender Abend. Menschen in gleicher Lebenssituation haben sich kennen gelernt und hatten Spaß. Vielleicht war das alles. Aber ist ein schöner Abend mit Gästen nicht schon sehr viel?

In den meisten Fällen wird aber mehr aus dem Essen entstehen, im besten Fall ein neuer Kontakt, der zu regelmäßigem Austausch und zu gemeinsamen Aktivitäten führt.

Das Charmante an diesem und an dem Vorschlag mit dem Zeitungsaufruf ist, dass es sich hierbei um „normale" Initiativen von Menschen wie Sie und mich handelt und nicht um organisierte Aktivitäten von Institutionen. Wir Menschen mit Alzheimer und mit Gedächtnisproblemen aller Art wollen normal leben und behandelt werden.

Wie kommt man an die Gäste für die Hallo-Essen? Noch einmal Richard dazu: Verfassen Sie ein kleines Schreiben, in dem Sie Ihr Vorhaben beschreiben und andere Betroffene dazu einladen, mit Ihnen Kontakt aufzunehmen. Man kann ja am Telefon klären, ob und wie man sich zu dem Essen verabreden möchte. Nehmen Sie zu Ihrem nächsten Arztbesuch mehrere Kopien dieses Schreibens mit und bitten Sie Ihren Arzt, es anderen seiner Alzheimer betroffenen Patienten bei nächster Gelegenheit einfach auszuhändigen. Es wäre doch gelacht, wenn sich niemand fände, der sich über Ihre Idee freut – und bei Ihnen anruft!

Mein alter Verein

Viele von uns sind seit vielen Jahrzehnten Mitglieder in Vereinen, in der Kirchengemeinde oder in der Gewerkschaft. Wenn man dann älter wird, fällt man sehr oft, und wenn man auch noch Alzheimer bekommt, sogar sehr wahrscheinlich, aus solchen Bezügen heraus. *„Ich kann da doch nicht mehr so mithalten wie früher"*, denken sich viele Betroffene und lassen es von sich aus irgendwann sein. Sicher: Das Wandern, Kegeln, Diskutieren, Reimen oder Briefmarken-Tauschen wird in der Regel tatsächlich nicht mehr so gut funktionieren wie ehedem. Aber die Lust, mit dabei zu sein, wenn der Fußball gestoßen, das Bierfass angestochen oder ein Halleluja in den Gemeindesaal gejauchzt wird, geht doch nicht automatisch verloren. Verloren geht nur die Möglichkeit, etwas Schönes in Gemeinschaft genießen zu können, was einem sehr wichtig war und ist. Aber das muss ja nicht so sein!

Mittlerweile ist man auch in einigen Vereinen auf die Idee gekommen, alte Mitglieder mit Alzheimer weiter in das Vereinsleben einzubeziehen. Wenn dann zum sonntäglichen Fußballmatch angepfiffen wird, sitzt ein solches Altmitglied mit vielen anderen auf den Rängen und feuert seine

Mannschaft an. Eine Person zu finden, die an diesem Tag als Begleiter zur Verfügung steht und den alten Vereinsbruder auch zuhause abholt und wieder zurückbringt, ist gar nicht so schwer. Man muss nur auf die Idee kommen.

Noch besser, als auf den Ideenreichtum von Vereinen zu hoffen, ist es, selbst die Initiative zu ergreifen. *„Ich war zwanzig Jahre hier im Chor, ich möchte es gerne bleiben, auch wenn ich jetzt ein wenig anders bin"*, sagte beispielsweise eine alte Dame zu ihren langjährigen Mitsängerinnen und -sängern. *„Hier in der Sportgruppe habe ich mich immer so wohlgefühlt, ich möchte nicht herausfallen"*, formulierte es eine andere Betroffene gegenüber den Mitgliedern ihres Frauensportvereins. Beides hat funktioniert. Von allein wären die Mitglieder der beiden Vereinigungen vielleicht nicht drauf gekommen. So aber konnten die eine Dame weiter am Chorleben und die andere an den Sporttreffen teilnehmen.

Das bestätigt meine eigene Erfahrung: Wir müssen uns nur trauen und offensiv sagen, was wir wollen – dann klappt es meistens.

Fragen:

— Welche Rolle spielen in Ihrem Leben Freunde, Kollegen, Nachbarn und andere soziale Beziehungen?

— Welche privaten Kontakte haben Sie heute zu anderen Menschen und welche davon sind Ihnen wichtig?

— Sind Sie bereit, neue Menschen kennen zu lernen und sich auf neue Beziehungen einzulassen?

— Wissen Sie, welche Gruppen, Freizeit- und andere Angebote es in Ihrer Stadt oder in Ihrem Dorf für Menschen mit Alzheimer gibt?

— Treffen diese Angebote das, was Sie sich wünschen?

— Sind Sie an einem privaten Kontakt zu anderen Betroffenen interessiert?

— Haben Sie sich klar gemacht, was Sie eigentlich suchen? Möchten Sie Kontakt zu einem einzelnen Paar oder eher zu mehreren Personen? Geht es Ihnen vor allem um einen ungezwungenen Austausch oder mehr um gemeinsame Aktivitäten?

— Gibt es Vereine, eine Kirchengemeinde oder andere Zusammenhänge, aus denen sie nach und nach herausgefallen sind? Wären Sie jedoch gerne weiterhin in Kontakt?

— Könnten Sie dort nicht einmal initiativ werden und einfach sagen, dass sie weiterhin dabei sein möchten? Wer könnte Sie gegebenenfalls dabei unterstützen?

15. Ungebetene Gäste

Mit Angst und Trauer umgehen lernen

Es ist besser, ein einziges kleines Licht anzuzünden,
als die Dunkelheit zu verfluchen.
Konfuzius

„Ich brauch' vor nichts mehr Angst zu haben!" Immer wenn ich das sage, irritiere ich damit ungewollt andere Menschen. Dabei will ich mich nicht etwa als furchtloser Held aufspielen oder mir und den anderen etwas vormachen. Natürlich kenne ich auch Angst. Komischerweise betraf die aber auch früher schon immer vor allem den Körper. Vor Schmerzen habe ich große Angst. Aber vor Alzheimer habe ich tatsächlich keine Angst. Oder besser gesagt: Keine Angst mehr! Angst hat man in der Regel doch vor etwas, das man nicht kennt, vor dem Unbekannten. Doch ich kenne Alzheimer mittlerweile ja. Ich habe „Dr. Alzheimer" an meiner Seite akzeptiert und bin auf dem Weg mit ihm. Man kann sogar sagen, dass ich jetzt viel furchtloser bin als früher. Ich traue mich heute Dinge, die ich mich in allen Jahren zuvor niemals getraut hätte. Über viele dieser Dinge habe ich bereits berichtet.

Zugegeben: Ein Satz wie *„Ich brauch' vor nichts mehr Angst zu haben!"* klingt vielleicht ein wenig zu simpel. Vergessen darf man aber natürlich nicht, dass dahinter ein langer Prozess der Auseinandersetzung mit der Angst liegt, die Alzheimer nun einmal begleitet.

Mit Angst umgehen

Angst ist nicht grundsätzlich negativ. Sie kann uns oft auch helfen, mit einer bedrohlichen Situation zurechtzukommen. Wenn sie mich beispielsweise erst einmal davon abhält, zu forsch auf einen mir unbekannten großen alleinlaufenden Hund im Stadtpark zuzugehen, kann das sehr sinnvoll sein. Gestatten wir der Angst aber, in unserem Leben zu mächtig zu werden, kann sie uns vollständig blockieren und unfähig machen, uns auf neue Situationen einzustellen. Alzheimer ist eine solche neue Situation. Sind wir von übermäßiger Angst erfüllt – nein, gelähmt – werden wir es nicht schaffen, „Dr. Alzheimer" in unser Leben zu integrieren.

Angst hängt nicht so sehr von der tatsächlichen Bedrohlichkeit einer Situation ab. Entscheidend ist vielmehr, wie wir diese Bedrohlichkeit ganz subjektiv einschätzen. Der Hund im Stadtpark ist vielleicht ein völlig harmloses Wesen mit äußerst friedfertigem Charakter, die Situation also keineswegs auch nur eine Minute lang wirklich bedrohlich. Falls ich jedoch die Einschätzung habe, dass Hunde unberechenbar sind und oftmals grundlos zubeißen, werde ich Angst empfinden und mein Verhalten danach ausrichten. In der geschilderten Situation mag das durchaus vernünftig und hilfreich sein. Wenn meine Angst aber dazu führt, dass ich panisch reagiere, sobald irgendwo in meiner Nähe ein noch so kleiner und zudem noch angeleinter Hund auftaucht, wird sie zur Falle. Extreme Angst blockiert das Gehirn und wird oft zur Angst vor der Angst. Der Lebensqualität schnürt sie dann die Luft ab.

Alzheimer ist natürlich etwas anderes als ein großer Hund im Stadtpark. Doch die Mechanismen von Angst und ihre Auswirkungen auf unser Leben unterscheiden sich nicht von denen im gewählten Beispiel. Bei Alzheimer geht es aber noch viel stärker als dort um unsere Lebensqualität und die Möglichkeit, unser Leben mit „Dr. Alzheimer" zu gestalten.

Angst kann man verlernen

In der Wissenschaft beschäftigt man sich bereits seit Langem mit der Frage, was Menschen befähigt, mit Angst fertig zu werden und in schweren Krisensituationen zu bestehen. Angst hat oftmals etwas mit prägenden

Erfahrungen im Leben zu tun. Doch so bedeutsam und stark diese auch sein mögen, die Wissenschaft hat dennoch eine Mut machende Botschaft für uns: Angst ist erlernt und kann auch wieder verlernt werden. Das ist oft sehr mühsam, aber es geht!

Wenn Angst vor allem von persönlichen Bewertungen von Situationen abhängt, können diese Bewertungen dennoch durch neue Erfahrungen verändert werden. Wer denkt: *„Lieber tot sein als Alzheimer haben!"*, kann diese angstbesetzte Bewertung vielleicht verändern, wenn er wiederholt mit Menschen in Kontakt kommt, die es gelernt haben, mit Alzheimer zu leben. Wichtig ist dabei, dass solche neuen Erfahrungen keine einmalige Angelegenheit bleiben. Um alte Erfahrungen und Bewertungen zu „überschreiben", müssen neue wiederholt möglich sein.

Experten wie die Psychologinnen Christa Diegelmann und Margarete Isermann geben weitere hilfreiche Handlungsanregungen, um Krisen und Angst bewältigen zu können (siehe auch den Buchtipp in Kapitel 23).

So ist es vor allem die Unterstützung durch andere und vertraute soziale Beziehungen, die helfen, wenn man allein seine Angst nicht überwinden kann. Wie wichtig es ist, diese zu pflegen oder auch neu zu entwickeln, haben wir im Kapitel 14 ausgeführt. Dafür ist es nie zu spät: *„Auch im späteren Leben kann Vertrauen in soziale Beziehungen noch gebildet und erworbene Defizite – wenn auch meist mühsam – ausgeglichen werden."*

Als Gegengewicht zu oft kopflosem Handeln in angstgesteuerten Situationen kann das gezielte Üben von Achtsamkeit dienen. Achtsam zu sein bedeutet, seine Wahrnehmung ganz gezielt auf das Erleben in der Gegenwart zu lenken. Meistens sind wir mit unseren Gedanken ja bei Vergangenem oder grübeln über eine unbekannte Zukunft nach. Achtsamkeitsübungen können helfen, solche negativen Denk-Einbahnstraßen zu verlassen und sowohl körperlich als auch psychisch wieder stabiler zu werden. Im Kapitel 23 empfehlen wir Bücher, in denen solche Übungen zu finden sind.

Man sollte sich auf Neues einlassen und aktiv werden, lautet ein weiterer Rat. Genau das Gegenteil ist leider oft der Fall. Angst führt immer wieder zu verengten Sichtweisen und zum Rückzug auf das, was man schon kennt.

Nur ist das genau das, was in einer Krisensituation am wenigsten hilft. Jetzt bräuchte man eigentlich eine ganze Portion Neugier auf Neues und ein flexibles Denken. Wie sonst soll man neue Wege und Möglichkeiten finden, mit der Krise fertig zu werden? Viele Alzheimerbetroffene beginnen, sich zurückzuziehen und Aktivitäten nach und nach einzustellen. Stattdessen sollte man aber lieber aktiv werden! Das muss ja nicht in blinden Aktionismus ausarten. Doch es hilft, wenn man sich Tätigkeiten, die man liebt, mit ganzer Hingabe widmet. Oder neue Aktivitäten ausprobiert – solche, die man vielleicht nie zuvor ausgeführt hat. Auch soziales Handeln für andere wirkt nachweislich positiv auf das Lebensgefühl – auch in Krisen. Ich habe beispielsweise gerne die alten Damen in einer Tagesklinik in München unterhalten. Sie hatten ihren Spaß und ich auch.

Aktiv sein und handeln bedeutet zu gestalten und nicht hilflos seinen Ängsten ausgeliefert zu sein. Man muss nicht gleich sein ganzes Leben umkrempeln. Doch schon kleine Veränderungen im Alltag können helfen, sich wieder als handelnde Person zu erleben.

Seine Kraftquellen nutzen

Dabei hilft die Rückbesinnung auf die ganz persönlichen Kraftquellen. Jeder von uns hat solche Kraftquellen. In Krisen vergessen wir sie leider meistens. Gerade dann brauchen wir sie aber, um Kraft zu tanken und mit unseren Ängsten umgehen zu können. Eine Alzheimerdiagnose führt oft schlagartig dazu, dass die Betroffenen von sich glauben, nichts mehr zu können. Plötzlich tut man viele Dinge nicht mehr – obwohl man sie tun könnte! So wie Frau Bussmann aus Stuttgart, die immer sehr aktiv war. Nach der Diagnose war davon lange Zeit nichts mehr zu spüren. Bis sie eines Tages gefragt wurde, warum sie denn nicht mehr male und dichte – so wie früher. *„Ja, warum eigentlich nicht?"*, fragte sie sich nun selbst auch verwundert und begann wieder mit den von ihr so geliebten Hobbys. Seitdem entstehen wieder farbige Landschaftsbilder und Gedichte. Was das Wichtigste ist: Frau Bussmann hat wieder viel Lebensfreude und Kraft zurück gewonnen.

Was sind *Ihre* Kraftquellen, aus denen Sie schöpfen können? Machen Sie sich ruhig die Mühe und schreiben sie diese einmal auf. Als Orientierung kann vielleicht die *BERLIN-Ressourcen-Checkliste* von Diegelmann und Isermann dienen (siehe Textkasten). Streichen Sie, was nicht zu Ihnen passt und schreiben Sie die Kraftquellen dazu, die Ihnen zur Verfügung stehen.

BERLIN-Ressourcen-Checkliste

Body: Gutes essen, Bewegung, Sauna, Sport, Yoga, Tischtennis, Tango, Tauchen, Fahrrad fahren, genussvolles Kochen, Joggen, schöne Kleidung, Badewanne, Schwimmen, Körperpflege …

Emotionen: Zärtlichkeit, Lieblingsmusik, Urlaubserinnerungen, Achtsamkeit, Kerzenschein, Zufriedenheit, Stolz, Lebensfreude, Zuwendung, Austausch, Tagebuch schreiben, Humor, Singen, Lieblingsparfum …

Ressourcen: soziale Beziehungen, finanzielle Sicherheit, Selbstvertrauen, Sinnerleben, Vereinsleben, Chor, Reisen, Stille, Rituale, Kommunikation, Theaterbesuch …

Liebe: Spiritualität, Partnerschaft, Glaube, Freundschaften, Haustiere, Sexualität, Solidarität, Nächstenliebe …

Imaginationen: Wohlfühlort, Innere Helfer, Lichtstromübung, Die Bäume meines Lebens, Träume, Kinobesuch …

Natur: Blumen pflücken, Wandern, Wolken gucken, barfuß am Meer durch den Sand laufen, Vogelgezwitscher, Bäume betrachten, Steine sammeln, Wind auf der Haut spüren, Jahreszeiten genießen …

Aus: Christa Diegelmann und Margarete Isermann: Kraft in der Krise. Ressourcen gegen die Angst. Stuttgart 2011.

Trauer zulassen

Angst ist das eine. Trauer das andere. Auch wenn es uns gelingt, unsere Ängste zu überwinden oder doch zumindest besser in den Griff zu bekommen, bleiben Gefühle von Trauer. Denn wie alle gravierenden Krisen bedeutet auch Alzheimer, sich von vielen Dingen verabschieden und Verluste hinnehmen zu müssen. Das kann nicht ohne Trauer vonstatten gehen.

Kürzlich hatte ich ein Erlebnis, das mich sehr beschäftigt hat. Eine gute Freundin von meiner Frau und von mir hatte vor einigen Jahren eine Krebsdiagnose erhalten. Für sie begann damals der mühevolle Weg der Untersuchungen, der Ängste und Hoffnungen. Wir alle haben mit ihr gehofft und gebangt. Nach der OP konnte sie uns eine freudige Nachricht mitteilen: Der Krebs ist überwunden! Ein Rückfall stand nicht zu befürchten. Sie hatte es geschafft!

Als ich das hörte, bin ich in Jubel ausgebrochen – und gleichzeitig durchfuhr mich ein anderes Gefühl: Trauer. Keine Trauer über das Glück unserer Freundin natürlich. Aber eine Stimme in meinem Inneren sagte mir: *„So etwas wirst du niemals erleben. Niemals wird es heißen: Herr Zimmermann, Ihr Alzheimer ist fort und überwunden!"* Und ich war in diesem Moment sehr traurig.

Dieses Gefühl hat nur kurz angehalten und ich konnte mich wieder vorbehaltlos über die wundervolle Nachricht von der Heilung unserer Freundin freuen.

Gefühle von Trauer steigen immer wieder einmal ganz unverhofft in mir auf. Wie sollte es auch anders sein? Ich bin froh darüber, meinen Weg gefunden zu haben, mit „Dr. Alzheimer" in Koexistenz zu leben. Doch die Trauer über das, was mir dieser Begleiter eben auch nimmt, ist damit keineswegs erledigt.

Trauer ist etwas Normales. *„Du musst doch nicht traurig sein",* sagen viele Menschen, wenn sie mit der Trauer einer anderen Person konfrontiert werden. Aber das ist Unsinn. Jeder Verlust führt auch zu Trauer. Man muss dann eben *doch* traurig sein. Zu versuchen, die Trauer einfach wegzudrücken, kann nicht funktionieren. Man muss sie zulassen und akzeptieren. Genau das tue ich auch. Ich kämpfe nicht gegen sie an, sondern lasse sie kommen – und wieder gehen! Genau das tut sie dann nämlich auch. Und wenn sie sich verflüchtigt hat, dann kann ich mich wieder anderen Gefühlen und Dingen zuwenden.

Mit Hilfe vieler Meditationstechniken kann man lernen, mit unangenehmen Gefühlen wie Angst, Zorn oder Trauer durch achtsames Beobachten sowie Kommen-und-Gehen-Lassen umzugehen.

Bei aller Akzeptanz sollte man es aber weder der Angst noch der Trauer jemals erlauben, sich in unserem Leben zu breit zu machen. Beide werden vermutlich niemals ganz verschwinden, doch man kann sie in sein Leben integrieren. Damit dies gelingt, können die Empfehlungen aus diesem Kapitel vielleicht eine Hilfe sein.

Mein intuitiver Weg

Ich selbst hatte niemals das Glück, Ratgeber zum Umgang mit Angst und Trauer gelesen zu haben. Doch intuitiv scheine ich das, was darin empfohlen wird, in meinem Leben nach der Diagnose berücksichtigt zu haben. Es hat mir auf meinem Weg mit Alzheimer geholfen.

Fragen:

— Wovor haben Sie am meisten Angst?
— Was ängstigt Sie an Alzheimer am meisten? *(Schauen Sie nach der Beantwortung dieser Frage ruhig auch noch einmal in das Kapitel 5).*
— Haben Sie schon einmal erlebt, dass sich eine Angst, die Sie lange Zeit gequält hat, aufgelöst hat? Wenn ja: Wodurch wurde das möglich?
— Wie reagieren Sie in Situationen, in denen Sie Angst haben?
— Sind Ihnen auch andere Möglichkeiten bekannt, mit solchen Situationen umzugehen?
— Haben Sie schon einmal eine Aufstellung Ihrer ganz persönlichen Kraftquellen gemacht? Falls nein: Fangen Sie doch einfach heute damit an *(gern können Sie ja die BERLIN-Ressourcen-Checkliste als Vorlage nutzen).*
— Haben Sie es schon einmal geschafft, die Trauer um einen großen Verlust zu bewältigen? Was hat Ihnen dabei geholfen?

16. Nicht immer einfach

Doch mit Humor geht's tatsächlich besser

Humor ist: Mit einer Träne im Auge lächelnd dem Leben beipflichten.
Friedl Beutelrock

Wenn es ein wirklich abgenutztes Sprichwort gibt, dann ist es mit Sicherheit dieses: Mit Humor geht alles besser! Das Dumme ist nur: Ich muss dieses arg verbrauchte Sprichwort für meine Person durchaus bestätigen. Ja: Der Humor ist ein ganz wichtiger Faktor, der mich durchs Leben trägt – durch das Leben mit Alzheimer.

Fast hätte es dieses Kapitel gar nicht gegeben. Aber bei den Abschlussarbeiten zu unserem Buch hat mein Autorenpartner Peter Wißmann plötzlich die Stirn gerunzelt. *„Etwas ganz Wichtiges, das dich ausmacht, ist noch gar nicht zur Sprache gekommen"*, hat er gemeint. *„Was ist mit dem Humor?"*

Stimmt. Viele Menschen, die mich erleben, bescheinigen mir eine große Portion Humor. Ich kann über mich selbst lachen. Auch über „Dr. Alzheimer" an meiner Seite. Ich habe ihm einen Teil seines Schreckens genommen, indem ich ihn seinerzeit auf die Leinwand gebannt habe. Mit dem übrigen Teil bin ich nicht zuletzt durch witzige Bemerkungen und das Lachen über ihn fertig geworden. Etwa so: *„Ich hab' versucht, meinen Alzheimer im Internet anzubieten. Aber keiner hat ihn mir abgenommen. Also hab' ich mir gesagt: Der kommt jetzt mit, der Dr. Alzheimer!"* Oder: *„Bei meinem Bäcker, dem Fleischer und vielen anderen habe ich gleich gesagt, dass ich Alzheimer habe und öfters mal etwas vergessen werde. Und wenn ich dann wirklich mal mein Portemonnaie dort liegen lasse, dann kommt sofort jemand mit dem Teil hinter mir her gerannt. So habe ich mir bestimmt schon zig Kilometer Fußweg in meinem Leben erspart!"*

Ob ich immer schon humorvoll war, weiß ich gar nicht so genau. Früher, als Kind, habe ich meinen Brüdern immer Geschichten erzählt. Ob die lustig waren, weiß ich nicht. Heute blödle ich um mein Leben gerne mit meiner kleinen Enkelin herum. Wenn ich auf der Bühne des Münchener Hinterhoftheaters stehe, improvisiere ich ja. Dabei soll ich ganz schön schlagfertig sein – sagen jedenfalls die anderen. Einmal war ich so in Fahrt, dass ich gar nicht mehr von der Bühne abtreten wollte.

Es ist so: Humor ist eine Kraftquelle, aus der ich schöpfe. Aber was ist mit den Menschen, die keinen Zugang zu Humor haben? Wenn es sich dann auch noch um Alzheimerbetroffene handelt: Haben sie dann einfach viel schlechtere Karten als beispielsweise ich?

Dass Humor eine gesundheitsfördernde und erhaltende Wirkung hat, gilt als erwiesen, ebenso, dass er in der Lage ist, Menschen die Bewältigung von schweren Krisen und Lebenssituationen zu erleichtern. Dass er eben Lebensfreude und Lebenskraft stiften kann!

Doch müssen scheinbar humorlose Menschen deshalb nicht gleich verzweifeln. Zum einen ist es ja nun nicht so, dass man *nur* mit Humor ein gutes Leben mit Alzheimer haben kann. Und dann sagen viele Fachleute auch, dass man Humor lernen kann!

Hören wir dazu einen Experten. Dr. Michael Titze, sozusagen *der* deutsche Humorfachmann, antwortet auf die Frage, ob Humor erlernbar sei: *„Eindeutig ja. Nehmen Sie beispielsweise die Forschungsergebnisse von Professor Willibald Ruch aus Zürich. Er hat gezeigt, dass sich Humor über verschiedene Wege lernen lässt, über spezielle Fragetechniken, durch Übertreibungen, eben über ein spezifisches Humortraining. Das ist reine Übungssache. Man muss vor allem lernen, aus dem Mainstream auszubrechen und sich auf noch unbekannte Kanäle der Verblüffung einzulassen. Man muss also gezielt nach neuartigen Quellen der Erheiterung Ausschau halten. Und das lässt sich üben.“*

Lachen macht glücklich

Lachen darf man sicherlich nicht mit Humor gleichsetzen. Aber Lachen ist etwas sehr Wichtiges. Es ist gesund! Nun werden sicherlich viele Menschen denken, dass sich Lachen im Angesicht von Alzheimer verbietet. Warum eigentlich?

In der Selbsthilfegruppe, die ich in München besuche, haben wir einmal Lachyoga ausprobiert. Erfunden wurde das von einem indischen Arzt, dem es einfach nicht gelingen wollte, seine Mitmenschen und Patienten durch Witze zum Lachen zu bringen. Genau das wollte er aber, weil er um die gesundheitsfördernde Wirkung des Lachens wusste. Witze, so seine Schluss-folgerung, sprechen offensichtlich nur kognitive Bereiche im Menschen an. Da das nicht zu reichen scheint, entwickelte der indische Arzt etwas Neues, das vor allem auf der motorischen Ebene ansetzt: das Lachyoga.

Lachyoga stellt eine Kombination aus Atem- und Dehnübungen sowie spielerischen Klatsch- und Lachbewegungen dar. Praktiziert wird es vor allem in speziellen Gruppen. Aber oft findet es auch im privaten Umfeld statt. Im ersten Moment mag es durchaus befremdlich wirken. Beim Lachyoga beginnt man schließlich gezielt und sozusagen künstlich zu lachen. Doch, so die Fachleute und Praktizierenden, das künstliche Lachen schlägt recht bald in ein echtes um und es entsteht wirkliche Heiterkeit. Wir lachen nicht, weil wir glücklich sind, wir sind glücklich, weil wir lachen, erklärt es der Erfinder der Methode. Humor ist übrigens keine Vorausset-zung für Lachyoga. Aber durch Lachen soll man seine Humorfähigkeit ver-bessern können.

Ob Lachyoga zu Ihnen passt? Probieren Sie es einfach selbst aus.

Worüber darf man lachen?

Darf man auch über Alzheimer Witze machen? Warum denn nicht, sagt James McKillop, der selbst seit über zehn Jahren mit einer Demenzdiagnose lebt. Entscheidend sei doch nur, dass man keine andere Person dadurch verletze. Seine Organisation, ein Zusammenschluss schottischer Demenzbetroffener, hat sogar eine Witzsammlung herausgegeben. Aus ihr stammt auch der folgende Witz:

Wie heißt es denn?

Ein älteres Ehepaar ist bei einem anderen zum Abendessen eingeladen. Nach dem Essen verlassen die beiden Frauen den Tisch und gehen in die Küche. Die beiden Männer unterhalten sich und einer sagt: „Gestern Abend waren wir in einem neuen Restaurant essen und es war wirklich großartig. Ich kann es nur sehr empfehlen." Der andere sagt: „Wie heißt es denn?"

Der erste Mann denkt nach und denkt nach und sagt schließlich: „Wie heißt noch einmal diese Blume, die man einer Person gibt, die man liebt? Du weißt schon, sie ist rot und hat Dornen." „Meinst du eine Rose?" „Ja, das ist sie!", antwortet der Mann. Er geht in die Küche und ruft: „Rose, wie heißt noch mal das Restaurant, in dem wir gestern waren?" (Ed). Zitiert nach: demenz.DAS MAGAZIN 09-2011: 27.

Fragen:

— Würden Sie sich selbst als einen humorvollen Menschen einschätzen?
— Konnten Sie über den oben stehenden Witz lachen?
— Gibt es Dinge, über die es sich Ihrer Meinung nach zu lachen verbietet?
— Würden Sie gerne einmal Lachyoga oder ein anderes Verfahren zum Erlernen von Lachen und Humor kennen lernen?

Die Dinge in die Hand nehmen

17. Ich hab' was zu sagen!

Es muss nicht immer nur Sprache sein

Auch Worte sind Handlungen.
Johann Peter Eckermann (1792–1854)

Es gibt mittlerweile unzählige Bücher, Vorträge und Artikel über Alzheimer. Das ist einerseits gut, zeigt es doch, dass Alzheimer endlich als Thema „angekommen" ist.

Doch wer schreibt oder spricht denn da eigentlich? In der Regel sind es Leute, die sich für Fachleute zum Thema halten: Mediziner, Pflegewissenschaftler oder Psychologen zum Beispiel. Auch Bücher und Vorträge von pflegenden Angehörigen gibt es seit vielen Jahren.

Richard Taylor hat auf einer Veranstaltung in Frankfurt gesagt: *„Und es gibt eine Tatsache, die auf alle Pflegenden, Profis und Organisationen zutrifft, die für sich reklamieren, die Bedürfnisse und die Wünsche derjenigen zu vertreten, die mit den Symptomen von Demenz leben: Keiner von ihnen verfügt wirklich über die Erfahrung, wie es ist, damit zu leben und zurechtzukommen."*

Uns am direktesten Betroffenen hat man bis vor kurzer Zeit nicht recht ernst genommen – und viele Menschen tun es immer noch nicht. Dabei sind wir es doch, die am besten Auskunft darüber geben können, wie es sich anfühlt, mit Alzheimer „auf dem Weg zu sein".

„Wenn wir nicht darüber sprechen, werden andere es über unsere Köpfe hinweg tun", hat es James McKillop einmal formuliert. James lebt seit über zehn Jahren mit einer Demenz.

Ich habe mich entschlossen

Ich habe mich deshalb vor längerer Zeit dazu entschlossen, meinen Mund aufzumachen. Nicht nur in meinem Freundeskreis und in der Nachbarschaft, sondern auch öffentlich. Beispielsweise auf Veranstaltungen, sowohl großen als auch kleinen, oder in Zeitungen und im Fernsehen und im Rundfunk. Ich spreche über die Themen, um die es auch in diesem Buch geht: Wie es mir ergangen ist, als „Dr. Alzheimer" in mein Leben trat und wie ich gelernt habe, mit ihm zu leben.

Das ist mir sicherlich nicht in die Wiege gelegt worden. Ich meine nicht, mit Alzheimer zu leben, sondern nach draußen zu gehen und vor anderen Menschen über doch sehr persönliche und nahe gehende Dinge zu sprechen. Früher hätte ich mich so etwas gar nicht getraut. Aber „Dr. Alzheimer" hat mich da in gewisser Hinsicht freier gemacht.

Indem ich offen als Alzheimerbetroffener spreche, trage ich vielleicht dazu bei, dass mehr Menschen Verständnis für unsere Situation gewinnen. Ich möchte anderen, die in einer vergleichbaren Situation wie ich sind, Mut machen und zeigen, dass es ein Leben nach der Diagnose gibt. Und dass wir Einfluss darauf nehmen können, wie dieses Leben aussieht. Nach Veranstaltungen, auf denen ich gesprochen habe, kommen oft fremde Menschen auf mich zu und bedanken sich. Das rührt mich und zeigt mir, dass es Sinn macht, was ich tue.

Kennen Sie eigentlich viele Menschen, die auf Bühnen stehen, in Mikros sprechen, Gespräche mit Zeitungsvertretern führen oder sich gar filmen lassen? Nein? Ich auch nicht. Und das wird vermutlich auch immer nur ganz wenige geben, denen so etwas zusagt oder die es doch zumindest tun. Ob mit oder ohne Alzheimer!

Darum geht es auch gar nicht. Sie müssen es nicht so wie ich machen, Sie sollten aber damit beginnen, für sich selbst zu sprechen und nicht zu dulden, dass andere dass über Ihren Kopf hinweg tun. Dafür gibt es viele Möglichkeiten.

Hört mir mal zu!

Es gibt mit Sicherheit ganz viele Probleme und Missverständnisse zwischen Menschen mit und ohne Alzheimer. Und dafür gibt es wiederum viele verschiedene Gründe. Einer ist vielleicht der, dass die anderen, die Ehefrau oder die Helferin aus der Sozialstation beispielsweise, gar nicht genau wissen, was der Alzheimerbetroffene denkt, fühlt, möchte oder auf gar keinen Fall möchte. Und sie wissen es vielleicht deshalb nicht, weil dieser das alles nie richtig auf den Tisch gepackt hat. Deshalb: Geben Sie sich und den anderen eine Chance! Erzählen Sie! Beginnen Sie zu sprechen! In ihrer Familie, unter Freunden, in der Nachbarschaft. Sagen Sie: „Hört mir mal zu!", und zeigen Sie, dass sie für sich selbst sprechen können. Sowohl ich als auch andere Menschen, die über ihr Leben mit Alzheimer sprechen, bekommen ganz oft als Rückmeldung: *„So habe ich das ja noch nie gesehen! Jetzt verstehe ich ein Stück mehr."* Viele Alzheimerbetroffene denken, Sie hätten nichts mehr zu sagen und schweigen deshalb. Beginnen auch Sie, dieses Schweigen zu durchbrechen. Nicht auf der Bühne, sondern dort, wo Sie mit anderen Menschen zusammen leben.

Schreiben – einmal anders gedacht

So, wie die allerwenigsten Menschen es gewohnt sind, vor vielen anderen Personen zu sprechen, haben die wenigsten schon einmal in ihrem Leben einen Zeitungsartikel geschrieben oder gar ein ganzes Buch. Ich auch nicht. Und dennoch werden Sie mittlerweile einiges Gedrucktes über mich finden können: Berichte und Interviews in Magazinen beispielsweise. Und gerade in diesem Moment lesen Sie sogar in einem Buch, auf dem vorne mein Name steht. Wie passt das mit der Aussage weiter oben zusammen?

Ich möchte anderen Menschen etwas über das Leben mit Alzheimer berichten. Das geht beispielsweise dadurch, dass ich mich von Magazinen oder Zeitungen interviewen lasse. So erreiche ich viele Menschen. Einer

Zeitung ein Interview geben – das klingt zugegebenermaßen auch wieder ziemlich anspruchsvoll und fremd. Und es geht sicherlich auch nicht mit jeder Publikation. Aber es gibt einige, die sich ernsthaft für das Thema Alzheimer und die Sichtweisen der Betroffenen interessieren.

Gemeinsam mit einigen anderen Betroffenen war ich von Anfang an Teil des Teams von demenz.DAS MAGAZIN. Das ist eine Zeitschrift, die ganz gezielt Menschen mit Demenz unterstützt, sich selbst zu äußern. So kommen in jeder Ausgabe „ganz normale" Betroffene in Artikeln und Gesprächsberichten zu Wort. Niemand braucht selbst zu schreiben – nur zu erzählen. Die Zeitungsmacher kommen zu Ihnen nach Hause, hören zu und fassen das Gehörte in geschriebenen Text. Der muss am Ende von Ihnen genehmigt werden – sonst wird er nicht veröffentlicht. Bei solchen Gesprächen spielt es überhaupt keine Rolle, wie gut man reden und sich sprachlich ausdrücken kann. Es ist das Handwerk der Magazinmacher, die sich als „Schreibassistenten" verstehen, einen gut lesbaren Text aus dem Gesagten zu formen.

Schreibassistenz

Die wenigsten Politiker, Sportler oder Schauspieler, die Bücher über ihr Leben veröffentlichen, haben diese tatsächlich selbst so niedergeschrieben. Woher sollten Sie das auch können? In der Regel gibt es einen professionellen Schreiber, der aus den Gesprächen mit den Prominenten einen Buchtext formuliert.

Was hier ganz normal und sinnvoll ist, kann auch für weniger prominente Zeitgenossen ein gutes Mittel sein: zum Beispiel für Menschen, die mit Alzheimer leben und darüber in schriftlicher Form berichten möchten. Benötigt werden dann die bereits erwähnten „Schreibassistenten", die sich mit ihrem handwerklichen Können zur Verfügung stellen.

Auf diesem Wege ist in Deutschland das erste Buch entstanden, in dem ausschließlich Menschen mit Demenz zu Wort kommen. *Ich spreche für mich selbst* heißt es und ich war daran beteiligt. Auch der Ratgeber, in dem Sie gerade lesen, ist ja durch das Zusammenspiel eines Betroffenen und eines Schreibspezialisten entstanden.

Es muss ja nicht immer gleich ein Buch sein. Doch überlegen Sie einfach einmal, ob Sie sich nicht auch über das geschriebene Wort an andere Menschen wenden und sie an Ihren Erfahrungen teilhaben lassen wollen.

Bitte denken Sie nicht: *„Ich habe doch gar nichts Besonderes mitzuteilen!"* Unser Leben und unsere Geschichten sind besonders. Die Wege, die wir gefunden haben, mit „Dr. Alzheimer" auf dem Weg zu sein, können anderen helfen, ihren ganz eigenen Weg zu finden.

Wenn Sie auch einmal etwas für das schon genannte Magazin demenz beitragen möchten, melden Sie sich einfach bei uns (siehe Kapitel 21). Oder überlegen Sie, welche Publikationen Sie kennen, in denen einmal über das Leben mit Alzheimer berichtet werden könnte – sei es das Kirchenblatt Ihrer Gemeinde, der Rundbrief Ihres alten Sportvereins oder das ortsansässige Lokalblatt. Was glauben Sie, wie viele Menschen diese Publikationen lesen – Menschen, die in irgendeiner Weise bereits mit dem Thema Alzheimer zu tun haben oder die es interessiert. Falls Sie sich scheuen, selbst Kontakt aufzunehmen, bitten Sie doch eine nahestehende Person, das zu tun. Sie können auch zu uns Kontakt aufnehmen. Wir helfen gerne weiter.

Lasst Bilder und Töne sprechen

Ich male. Gerade am Anfang war das Malen für mich eine wichtige Möglichkeit, meine Gedanken und Gefühle auszudrücken und sie zu verarbeiten. Ein Bild aus jener Zeit heißt beispielsweise *„Dr. Alzheimer"*. Recht schnell habe ich gemerkt, dass die Bilder auch andere Menschen ansprechen. Ich kann ihnen damit etwas mitteilen. Sie sehen also, man muss nicht immer sprechen oder schreiben. Es gibt viele andere Wege, das, was einen bewegt, auszudrücken und anderen mitzuteilen. Dabei bleibt es meistens nicht beim einseitigen Mitteilen. Oft entwickelt sich daraus ein Dialog. Das merke ich, wenn meine Bilder von anderen angeschaut werden. Die Bilder führen zu einem Gespräch, in dem ich etwas über mich und mein Leben mit „Dr. Alzheimer" mitteilen kann.

Andere Betroffene gehen einen anderen Weg. So tun beispielsweise Peter Schürle und Edith Bussmann, die beide mit Alzheimer leben, das, was sie immer schon gerne getan haben – sie reimen und machen Gedichte. Ob vorgetragen im Familienkreis, in der Tagesstätte oder abgedruckt in einer Zeitung – immer erreichen sie darüber andere Menschen und teilen Ihnen etwas mit.

Das Notizbuch

Für den Menschen, der vergesslich
ist es gut, fast unerlässlich
dass er in ein Buch sich schreibt
was im Gehirn nicht drinnen bleibt
und darum hat er stets dabei ein Notizbuch Nummer zwei
das dann besonders dienlich ist
wenn er die Nummer eins vergisst.
Im dritten Buch muss er dann buchen
wo Nummer eins und zwei zu suchen
und dieses alles kontrollier
mit dem Notizbuch Nummer vier.
Von der Umwelt zwar bekichert
ist er dann bestens abgesichert
so dass nach menschlichem Ermessen
rein gar nichts mehr er kann vergessen.
Jedoch mit des Geschickes Mächten
ist wohl kein ewger Bund zu flechten
und so ist es jetzt deren Wille
vergessen hat er seine Brille
Peter Schürle (2009)

James McKillop und ein Mitglied aus meiner Betroffenengruppe schreiben sogar Liedertexte. In ihnen berichten Sie über ihr Leben mit Alzheimer, über die Liebe zu ihren Partnern und die gemeinsame Geschichte, die ihnen niemand nehmen kann. Ob selbst vorgetragen oder von anderen vertont und dann zu Gehör gebracht – hier sprechen Menschen direkt zu anderen Menschen und erreichen deren Herz und Kopf.

Hätten Sie gedacht, dass man auch mit Alzheimer Theater spielen kann? Kann man! Ich tue es in einem Schwabinger Hinterhoftheater, deren Leiterin zusammen mit Therapeutinnen und Therapeuten Menschen mit Behinderung die Möglichkeit des anderen Ausdrucks gibt. So werden beispielsweise so genannte Grenzgängertage veranstaltet. In Moers haben vor einigen Jahren Alzheimerbetroffene lange Zeit in einem Stück der städtischen Bühnen mitgespielt. Und es gibt noch mehr Theaterprojekte, in denen Alzheimerbetroffene das, was sie anderen zu sagen haben, sagen – oder besser: durch ihr Spiel mitteilen.

Schreiben oder schreiben lassen, Reimen oder Lieder texten, Theater spielen oder malen: Es gibt viele Möglichkeiten uns anderen mitzuteilen.

Fragen:

— Wie können Sie am besten ausdrücken, was Sie bewegt? Über die Sprache oder das geschriebene Wort? Über „handfestes" oder gar handwerkliches Tun? Über Töne, Singen und Musik? Über Witze, Klamauk und Humor?

— Können Sie sich vorstellen, auch einmal etwas Neues auszuprobieren? Etwas, was Sie zuvor noch nie gemacht haben?

— Was wäre etwas, das sie sehr reizt?

— Möchten Sie einmal anderen Menschen die Möglichkeit geben, einen kleinen Text, ein Lied oder Musikstück, ein Bild oder eine Figur von Ihnen kennenzulernen? Bitte schauen Sie in Kapitel 21.

— Könnten Sie sich vorstellen, einmal „öffentlich" über ihr Leben mit Alzheimer zu sprechen? Beispielsweise in einem Magazin oder einer Vereinspublikation, im Rahmen einer kleinen Veranstaltung in der Kirchengemeinde oder anderswo vor Ort?

— Was brauchen Sie, um sich in Ihrem direkten Umfeld – Familie, Freunde, Nachbarn – offen über Ihre Wünsche und Ihr Erleben zu äußern?

18. Auf eigene Kräfte bauen

Warum wir Selbsthilfegruppen brauchen

Die beste Stelle, eine helfende Hand zu finden,
ist am Ende des eigenen Arms.
Graffiti

Kontakte und gemeinsame Aktivitäten mit Freunden und Familienmitgliedern sind mir sehr teuer und ich pflege sie intensiv. Daneben besuche ich schon seit langer Zeit eine Gruppe, in der sich regelmäßig Menschen mit Demenz treffen. Das ist noch einmal etwas anderes – für mich aber genauso wichtig. Die Alzheimer Gesellschaft München hatte sie seinerzeit ins Leben gerufen, um Menschen wie mir, die sich plötzlich mit einer Alzheimerdiagnose konfrontiert sahen, Unterstützung anzubieten.

Die Gruppe hat seitdem manche Wandlung erfahren, aber sie ist für mich und eine Reihe anderer Betroffener immer noch etwas, was wir nicht missen möchten. Für viele hat sie den rettenden Strohhalm dargestellt, damals, als man noch unter dem Schock der Diagnose stand und dachte, nun sei alles vorbei. Helga Rohra, die ich in unserer Gruppe kennen gelernt habe, hat es einmal so formuliert:

„Nach der Diagnose war ich ja schon sehr down. Inzwischen hab' ich mich sehr gut gefangen, wobei mir die Gespräche in der Gruppe eine große Hilfe waren, da fühlt man sich gleich aufgefangen. Wenn man eine Diagnose kriegt, ist das genau das, was man braucht."

Andere Menschen haben das ebenfalls so erlebt. *„Ich kann gar nicht sagen, wie gut es sich für mich anfühlt, mit Menschen zusammenzusitzen, die Alzheimer haben und mir anzuschauen, was sie machen, durch welche Kämpfe sie gehen, das alles zu hören und mehr zu planen."*

Es gibt in Deutschland bislang noch nicht allzu viele solcher Selbsthilfegruppen. Doch daran ändert sich gerade etwas. Angehörige von Alzheimerbetroffenen haben vor vielen Jahren begonnen, sich in Selbsthilfegruppen zusammenzuschließen. Doch denjenigen, die mit Alzheimer leben, hat man bisher kaum zugetraut und zugestanden, dass auch sie Gruppen benötigen, in denen sie den Ton angeben.

Eine Selbsthilfegruppe ist eben etwas anderes als eine Betreuungsgruppe, in der sich Nichtbetroffene, zum Beispiel Pflegekräfte, stellvertretend etwas *für* uns überlegen. In der Selbsthilfegruppe geht es um etwas *von* uns. Selbsthilfe bedeutet ja, dass sich Menschen, die ein gleiches Schicksal teilen, gemeinsam mit ihrer Situation auseinandersetzen – eben als Betroffene und als Fachleute in eigener Sache.

Olaf Sund, ein Alzheimerbetroffener aus Kiel, hat einmal deutlich gemacht, was für ihn das Besondere an solch einer Gruppe ist, was ihm niemand sonst bieten kann: *„Hier kann ich frei sprechen!"* Es gäbe, so führt er aus, eben Dinge, über die man weder mit seinem geliebten Ehepartner noch mit der noch so einfühlsamen Sozialarbeiterin sprechen könne, sondern nur mit anderen Menschen, die aus eigenem Erleben wissen, wie es sich anfühlt mit Alzheimer zu leben.

Genau dafür muss es dann eben Selbsthilfegruppen geben. Nun gibt es auch Menschen, die sich gar nicht mit ihrer Situation auseinandersetzen möchten. Für sie bringt eine Selbsthilfegruppe natürlich nichts.

„Sich auseinandersetzen" bedeutet übrigens nicht nur, dass man miteinander redet. Manche Gruppen haben sich dazu entschlossen, vor allem gemeinsam etwas zu unternehmen. Einige nennen sich deshalb auch Erlebnisgruppen. Sie besuchen Musikveranstaltungen und Vorträge, gehen wandern oder unternehmen Aktivitäten mit dem ortsansässigen Sportverein. Was „Sich auseinandersetzen" in diesem Zusammenhang heißt, hat eine Gruppe aus Mannheim auf den Punkt gebracht: Wir wollen uns aufgrund von Alzheimer nicht vom gesellschaftlichen Leben abhängen lassen!

In anderen Gruppen steht das gemeinsame Gespräch bei den regelmäßigen Treffen im Vordergrund. Hier wird von guten und von unguten

Erlebnissen berichtet. Hier können Fragen gestellt und Zweifel geäußert werden. Man kann im geschützten Rahmen seine doch oft schwierigen Gefühle gegenüber den Angehörigen rauslassen. Man lernt, wie andere mit dem nachlassenden Gedächtnis umgehen und gibt durch seine Beispiele vielleicht den anderen wiederum wertvolle Anregungen. Man hilft sich eben selbst!

Selbsthilfegruppen, so sagt es eine Definition aus dem Bereich der Krankenkassen, kommen ohne eine Leitung durch Nicht-Betroffene aus. Das ist zugegebenermaßen schwierig, wenn die Betroffenheit darin besteht, dass es mit dem Gedächtnis und der Orientierung nicht mehr so klappt wie früher. Eben wie bei Alzheimer! Sie werden sich sicherlich auch fragen: Wer soll denn beispielsweise die Treffen organisieren? Dafür sorgen, dass alle die Termine kennen? Dass die Karten für den Besuch im Automuseum auch wirklich vorbestellt werden? Oder es Getränke und kleine Snacks bei den Zusammenkünften gibt.

Solche Aufgaben können durchaus berufliche Helfer und Koordinatoren übernehmen. Gesprochen wird daher auch von „unterstützter Selbsthilfe". Diese kann und wird meistens auch beinhalten, dass ein Moderator oder eine Moderatorin die Treffen begleitet und dafür sorgt, dass jeder, der das möchte, auch zu Wort kommt. Wichtig ist, dass in einer Selbsthilfegruppe die Betroffenen selbst bestimmen, was dort geschieht und sie das Sagen haben – und nicht wie sonst immer die Profis. Diese sollen sich dort als Unterstützer und Serviceleistende verstehen, nicht aber als Leitung im Sinne von „Bestimmer sein".

Ich möchte die Treffen mit den anderen Gruppenmitgliedern nicht missen. Vielleicht, oder sogar bestimmt, funktioniert eine solche Selbsthilfegruppe nicht für alle Ewigkeit. Für viele Menschen, die erst lernen müssen, ihr Leben mit Alzheimer anzunehmen und sich darin zurechtzufinden, ist sie aber von unschätzbarem Wert.

Fragen:

— Wissen Sie, ob es dort, wo sie leben, Selbsthilfegruppen von/für Menschen mit Alzheimer gibt? Wenn nein, erkundigen Sie sich doch bei der örtlichen Alzheimergesellschaft oder einer Beratungsstelle. Die Bezeichnungen für solche Gruppen können übrigens sehr variieren (z. B. Gesprächskreis oder Selbsthilfegruppe für Menschen mit Demenz, Frühbetroffene, Alzheimerkranke u. v. m.)

— Sind Sie an einer Selbsthilfegruppe interessiert und könnten Sie sich, vielleicht mit Unterstützung anderer Personen, vorstellen, eine solche vor Ort anzuregen?

— Benötigen Sie dazu mehr Informationen und Unterstützung? (Siehe Kapitel 21)

— Sind Sie bereit, sich mit Ihrer Situation – der Veränderung kognitiver Fähigkeiten – mit anderen Gleichbetroffenen auseinanderzusetzen?

— Haben Sie schon einmal mit Selbsthilfegruppen, welcher Art auch immer, Kontakt gehabt und Erfahrungen sammeln können?

19. Mir kann schon nichts passieren!

Kann Technik uns unterstützen?

Technologien sind ein zweischneidiges Schwert. Sie können wie eine Granate in unserer Hand explodieren. Sie können aber auch zu unserer Freude dienen. Wir können sie für unsere Kunst nutzen, um den Menschen Poesie zu vermitteln. Wir können sie nutzen, um uns besser kennenzulernen.
Fabrizio Plessi

Wenn ich die Wohnung verlasse, nehme ich grundsätzlich mein Handy mit. Zum einen, um jederzeit meine Frau oder meine Tochter auf der Arbeit anrufen zu können oder von ihnen angerufen zu werden. Manchmal bimmle ich aber auch andere Menschen an – zum Beispiel meinen Co-Autor in Stuttgart. Wir plaudern dann über Privates oder über unsere Vorhaben. In Zeiten von speziellen Telefontarifen, den so genannten Flatrates, ist das nichts mehr, was einen finanziell umbringen muss. Und ein Telefon, hier ein Handy, als technisches Hilfsmittel, um mit anderen Menschen zu sprechen, ist ja wahrlich nichts Besonderes. In meinem Fall aber schon. Mein ansonsten ganz normales Handy hat nämlich noch eine weitere Funktion: Mit Hilfe eines speziellen Programms kann es nämlich meiner Frau Auskunft darüber geben, wo ich mich gerade befinde. Das ist mir und ist uns wichtig. Schließlich kann es ja einmal geschehen, dass ich mich bei einem meiner Spaziergänge verlaufe und nicht mehr weiß, wo ich bin und wie ich wieder nach Hause komme. Ganz gleich, ob das nun selten oder häufig vorkommt: Die Gewissheit, dass so etwas nicht stressvoll für mich werden muss, gibt mir ein Gefühl von Sicherheit. Schließlich bin ich ja jederzeit wieder auffindbar. Wäre das nicht, würde ich mir vermutlich viel weniger zutrauen als jetzt. Und sei es nur deshalb, weil meine Frau sich

125

große Sorgen machen und mir immer mit sorgenvoller Miene nachschauen würde, wenn ich das Haus verließe.

Ich bin kein Technikfreak. Und vieles kann ich auch gar nicht mehr richtig bedienen. Mit dem Computer komme ich nicht mehr klar. Andere Menschen, die Alzheimer haben, hatten vielleicht noch nie etwas mit Computern und dergleichen zu tun. Aber es gibt sicherlich ein paar technische Hilfsmittel, die gerade uns Alzheimerbetroffene unterstützen können. Handys und andere Geräte, die es nahestehenden Personen oder auch einer speziellen Dienstleistungsstelle ermöglichen, unseren Aufenthaltsort ausfindig zu machen, wenn das einmal nötig sein sollte, gehören sicherlich dazu. Vielleicht fühlt sich der ein oder andere dadurch völlig von anderen Menschen kontrolliert. Man kann solche Technik aber auch so wie ich als ein Mittel einsetzen, um seine eigenen Freiräume zu erweitern.

Alzheimer bedeutet nun einmal, dass man Probleme mit dem Sich-Merken, Erinnern und Behalten hat. Wenn es aber von Seiten der Technik Angebote gibt, hier auszugleichen, sollte man offen sein. Man sollte zumindest prüfen, ob diese Hilfsmittel für einen selbst hilfreich sein können. Wenn dabei ein größeres Gefühl von Sicherheit herauskommt und man besser zuhause klar kommt, dann hat es sich durchaus gelohnt.

In Ländern wie Schweden hat man schon vor langer Zeit erkannt, wie wichtig Technik für Menschen mit kognitiven Problemen, die zuhause leben, sein kann. Dabei sind es vor allem die „kleinen" technischen Lösungen, die helfen. Vor allem solche mit Erinnerungsfunktionen. *„Haben Sie auch an Ihren Schlüssel gedacht?",* fragt da beispielsweise eine weibliche Stimme beim Verlassen der Wohnung. Die Stimme kommt aus einem kleinen Kästchen, das neben der Türe hängt. Sie hat sicherlich schon manches unangenehme Malheur verhindert. Und das nicht unbedingt nur bei Menschen mit Alzheimer!

Bei mir ist es die Ehefrau, die morgens genau für mich notiert, woran ich am Tage denken soll: Um 10.00 Uhr die Tabletten nehmen; um 13.00 Uhr das Essen warm machen, um 16.00 Uhr alles für den Arztbesuch klar machen. Oder daran denken, dass um 14.00 Uhr die Tochter vorbeikommt und wir mit meiner Enkelin im Park spazierengehen wollen.

Aber leider hat nicht jeder einen Partner, der solche Erinnerungszettel schreibt. Hier können dann technische Hilfsmittel zum Einsatz kommen, die diese Funktion übernehmen.

Es gibt noch mehr sinnvolle Hilfsmittel. Wer Angst hat, bei seiner Medikamenteneinnahme durcheinander zu kommen, wird von einem kleinen Gerät profitieren, das zu bestimmten Zeiten immer nur das Kästchen mit dem jeweils fälligen Medikament frei gibt. Und wer fürchtet, irgendwann einmal zu vergessen, den Herd auszuschalten und einen Wohnungsbrand zu riskieren, kann beruhigt sein: Ohne großen Aufwand ist heutzutage die Installation einer Herdsicherung möglich. Vergisst man also tatsächlich einmal die eingeschaltete Herdplatte, setzt diese sich nach kurzer Zeit selbständig außer Betrieb. Selbst für Bügeleisen gibt es entsprechende Vorrichtungen.

Ein Nachdenken darüber, ob kleine technische Helfer dabei unterstützen können, unser selbständiges Zurechtkommen zuhause zu erleichtern, lohnt allemal. Nicht vergessen sollte man auch die Sicht und die Interessenslage nahestehender Personen. Oft sind es ja die Angehörigen eines Alzheimerbetroffenen, die beginnen Druck zu machen, weil sie sich um seine Sicherheit sorgen. Nicht so sehr der Gesichtspunkt der Selbstbestimmung, sondern der Sicherheitsaspekt steht dabei im Vordergrund.

Bei der Verwendung meines Handys mit Ortungsfunktion kommen beide Aspekte zum Tragen. Ich möchte mir einfach weiterhin Freiräume sichern. Meine Frau und meine Tochter unterstützen das und möchten sich darüber hinaus einfach sicherer fühlen, dass mir nichts passiert. Das geht für mich in Ordnung.

Wenn nur noch der Sicherheitsgedanke bei den Angehörigen eine Rolle spielt, schaut es schon nicht mehr ganz so einfach aus. Der Sohn, der in der Wohnung seiner Mutter eine Kamera installieren lässt, die Bilder von dort auf sein Handy funkt, will ja nur das Beste. Mutter soll weiter zuhause leben können, er selbst möchte sich sicher fühlen, dass ihr nichts Böses geschieht. Aber möchte man selbst – auch wenn man mit Alzheimer lebt – einer solchen ständigen Kontrolle ausgesetzt sein?

Eine schwierige Frage. Technische Hilfsmittel einfach zu verteufeln bringt nichts. Alles, was die Technik möglich macht, unkritisch zu bejahen, aber auch nicht. Letztendlich muss jeder seine eigene Position dazu finden.

Vermutlich wissen die Wenigsten, was es bereits an hilfreichen Dingen bei uns gibt. Schade ist allerdings, dass manches, was Alzheimerbetroffene in anderen Ländern schon nutzen können, hierzulande noch nicht verfügbar ist. Doch kommt zurzeit einiges in Bewegung. Wir müssen am Ball bleiben und uns gut informieren. Bitte schauen Sie auch im Kapitel 22 nach.

Fragen

— Benutzen Sie generell moderne technische Hilfsmittel wie zum Beispiel einen PC oder ein Handy?

— Stehen Sie technischen Geräten eher positiv oder ablehnend gegenüber?

— Falls ablehnend: Hat diese Ablehnung prinzipielle Gründe oder hat sie mehr damit zu tun, dass Sie die modernen technischen Hilfsmittel zu kompliziert finden?

— Sind Sie darüber informiert, welche Hilfsmittel heute für die Unterstützung von Menschen mit kognitiven Beeinträchtigungen zur Verfügung stehen?

— Würden Sie technische Hilfen, die das Zurechtkommen im Alltag trotz Alzheimer unterstützen sollen, einmal ausprobieren wollen?

20. Wir kommen wieder!

Statt eines Abgesangs

Wir brauchen eine Handvoll Narren.
Seht, wohin uns die Vernünftigen gebracht haben!
Georg Bernhard Shaw

Zimmermann: „So, da sitzen wir nun. Und nun?"

Wißmann: „Nun sind wir fertig. Oder?"

Zimmermann: „Sind wir das? Ja, irgendwie schon. Schön war's."

Wißmann: „Hat Spaß gemacht. Gut, dass wir nichts auf den Rippen ansetzen. Bei der vielen Schokolade, die wir zusammen verputzt haben!"

Zimmermann: „Heute gab's außerdem 'nen Baumkuchen! Bitte nicht vergessen."

Wißmann: „Bei der vielen Schokolade und dem leckeren Baumkuchen!"

Zimmermann: „Und nun sind wir fertig. Oder müssen wir noch etwas schreiben?"

Wißmann: „Weiß nicht. Vielleicht so eine Art Nachwort. Wäre die Frage, was drin stehen soll."

Zimmermann: „Hm."

Wißmann: „Hm."

Zimmermann: „Vielleicht das, was wir gerade reden."

Wißmann: „Unser Gespräch in diesem Moment?"

Zimmermann: (Nickt).

Wißmann: „Gut. Das passt. Darf ich dir eine Frage stellen?"

Zimmermann: „Hast du ja die ganze Zeit gemacht."

Wißmann: „Wir haben für dieses Buch über viele Dinge gesprochen. Auch über Hoffnung und über Angst. Was glaubst du, wird in zehn Jahren sein?"

Zimmermann: „In zehn Jahren?"

Wißmann: „In zehn oder auch in fünf Jahren."

Zimmermann: „Das weiß ich nicht. Woher soll ich das wissen? Weißt du, was die Zukunft bringt?"

Wißmann: „Nö. Ich kann auch nicht sagen, was in fünf oder in zehn Jahren sein wird."

Zimmermann: „Das kann keiner. Ich auch nicht. Auch wenn man Alzheimer hat, ist das doch völlig unklar."

Wißmann: „Ja, es wird immer so getan, als ob es bei Alzheimer einen für alle gültigen regelhaften Verlauf gäbe. Aber das ist einfach Quatsch."

Zimmermann: „Ich weiß, dass es mir heute gut geht. Schau'n wir mal, was die Zukunft bringt."

Wißmann: „Ja, lass uns mal schauen. (Pause). War's das jetzt?"

Zimmermann: „Nee. Lass uns mal was Neues planen. Noch ein Buch!"

Wißmann: „Noch eins? Das hier ist doch noch gar nicht fertig."

Zimmermann: „Ja, lass uns in fünf Jahren oder so wieder zusammen ein Buch machen. Vielleicht interessiert es die Leute, wie es zwischenzeitlich weitergegangen ist. Ob ich zum Beispiel tatsächlich mit dem Fluggleiter über den Alpen geschwebt bin."

Wißmann: „Richtig! Du willst ja noch Tandemgleiten machen. Glaubst du, du traust dich?"

Zimmermann: „Freilich! Du weißt doch: Ich habe Alzheimer und brauche vor nichts mehr Angst zu haben."

Wißmann: „Da bin ich gespannt. Und viele andere sicherlich auch."

Zimmermann: „Also! Dann planen wir eben ein neues Buch. Ich freu mich schon drauf."

Wißmann: „Dann brauchen wir uns jetzt auch noch nicht von unseren Lesern verabschieden."

Zimmermann: „Nee, wir können denen ja sagen, dass noch mehr kommt. Tschüss denn, aber: Wir kommen wieder!"

Wißmann: „Toller Spruch für den Schluss!"

Zimmermann: „Oder: Macht's besser!"

Wißmann: „Der erste gefällt mir mehr."
Zimmermann: „Also denn …"
Beide: „WIR KOMMEN WIEDER!"

Wie Sie weitermachen können

21. Man kann uns ansprechen!

Nehmen Sie einfach Kontakt auf!

Wie hat Ihnen das Buch gefallen?

Wir sind gespannt, wie Ihnen unser Buch gefallen hat. Wenn Sie uns eine Rückmeldung geben wollen, tun Sie dies doch bitte per Brief oder per E-Mail. Die Adresse finden Sie am Ende dieses Textes.

Ihre Rückmeldungen helfen uns, bei weiteren Projekten und Schreibvorhaben Bewährtes fortzusetzen und Fehler zu vermeiden.

Wollen Sie Ihre Erfahrungen als Alzheimerbetroffener weitergeben?

Sicherlich haben auch Sie viele Erfahrungen mit dem Leben oder dem Umgang mit Alzheimer gemacht, die es wert sind, weitergegeben zu werden. Teilen Sie uns Ihre Geschichten, Ihre Meinung und Ihre Erfahrungen mit. Sie bestimmen, was damit geschehen soll und darf. Wir behandeln Informationen auf Wunsch vertraulich. Aber vielleicht können wir beginnen, die Originalstimmen von Betroffenen nicht nur zu sammeln, sondern auch anderen Menschen bekannt zu machen.

Können Sie sich vorstellen, einmal etwas in demenz.DAS MAGAZIN oder in einer anderen Publikation zu berichten? Sie wissen: Sie müssen nicht selbst schreiben, sondern können auf professionelle Hilfe zugreifen (unterstütztes Schreiben).

Man kann uns ansprechen!

Sind Sie an einer unterstützten Selbsthilfegruppe interessiert?

Noch gibt es nicht allzu viele davon in Deutschland. Doch ihre Zahl wächst. Mit vielen davon sind wir im Gespräch. Gerne informieren wir Sie über bestehende Gruppen.

Möchten Sie vielleicht selbst eine Selbsthilfegruppe initiieren und benötigen Sie dazu Informationen und Beratung?

Wir geben Ihre Anfrage an fachkompetente Kolleginnen/Kollegen weiter, die mit Ihnen Kontakt aufnehmen werden.

Ihre Stimme ist gefragt!

Was wünschen und was fordern Menschen mit Alzheimer und Demenz von ihrer Umwelt? Von den Angehörigen, den beruflichen Helfern, den Nachbarn, der Gemeinde, der Politik?

Wir wollen es wissen! Schreiben Sie uns Ihre Wünsche und Forderungen!

Möchten Sie in Ihrer Stadt aktiv werden?

Vielleicht planen Sie ja, dort, wo Sie leben, mit anderen zusammen die Initiative zu ergreifen, um sich für mehr Teilhabe- und Mitsprachemöglichkeiten für Menschen mit Demenz einzusetzen. Und vielleicht benötigen Sie dafür noch Informationen. Sprechen Sie uns an.

Wenn Sie Kontakt zu uns aufnehmen möchten:

Demenz Support Stuttgart gGmbH
Christian Zimmermann/Peter Wißmann
Hölderlinstraße 4
70174 Stuttgart
p.wissmann@demenz-support.de

Wir freuen uns, von Ihnen zu hören!

Christian Zimmermann und Peter Wißmann

22. Wichtige Adressen

Mit Adressenangaben in einem Buch ist das eine ganz spezielle Sache. Adressen ändern sich erfahrungsgemäß sehr schnell und ehe man sich versieht, stehen in einem Buch dann viele ungültige Informationen – sehr zum Ärger der Leser. Wir haben uns deshalb darauf beschränkt, nur einige wenige Adressen zu nennen. Hier handelt es sich um Einrichtungen und Ansprechpartner, die in Deutschland eine zentrale Funktion einnehmen und für bestimmte Themenbereiche stehen, die in unserem Buch angesprochen wurden. Oder aber es sind Stellen, bei denen man detailliertere Informationen, beispielsweise über Angebote an Ihrem Wohnort, erhalten kann. In jedem Fall werden von dort Anfragen, die nicht selbst beantwortet werden können, an die richtigen Stellen und Ansprechpartner weitergeleitet.

Wegweiser Demenz des Bundesministeriums für Familie, Senioren, Frauen und Jugend (BMFSFJ)

Der Wegweiser Demenz ist ein Internetportal des BMFSFJ. Hier können Sie allgemeine Informationen zum Thema Demenz und Alzheimer finden. Das reicht von Tipps für die Alltagsgestaltung bis hin zu sozialrechtlichen Informationen. Auch Adressen von Unterstützungsangeboten (z. B. Pflegedienste, Beratungsstellen, Gedächtnissprechstunden) können Sie hier abrufen. Der Wegweiser wird kontinuierlich ergänzt und mit neuen Informationen ausgestattet.
http://www.wegweiser-demenz.de/

Demenz Support Stuttgart gGmbH

Die *Demenz Support Stuttgart gGmbH* entwickelt neue Konzepte, um Menschen mit Alzheimer und Demenz mehr Lebensqualität und gesellschaftliche Teilhabemöglichkeiten zu erschließen. Sie engagiert sich dafür, dass Alzheimerbetroffene sich selbst zu Wort melden und für ihre Interessen eintreten. Zu diesem Zweck führt sie Veranstaltungen durch, veröffentlicht Artikel und Bücher (beispielsweise von Demenzbetroffenen), begleitet Praxisprojekte wissenschaftlich und betreibt eine intensive Öffentlichkeitsarbeit. Von PHINEO, einer Plattform für soziale Investoren, wurde die Demenz Support wegen ihrer Pionierrolle auf diesem Gebiet als eines von insgesamt 13 TOP-Demenz-Projekten in Deutschland ausgezeichnet.

Die Demenz Support wird kontinuierlich von einem Beratergremium begleitet, das aus Demenzbetroffenen besteht. Im Rahmen ihrer Beratungs- und Fortbildungs-GmbH bietet sie Veranstaltungen und Qualifizierungsmaßnahmen zu Themen wie Selbsthilfe oder Teilhabe von Menschen mit Demenz an.

Demenz Support Stuttgart gGmbH
Hölderlinstraße 4
70174 Stuttgart
Telefon 0711-99787-10
info@demenz-support.de
www.demenz-support.de

Demenz Support Beratungs-, Fortbildungs- und Service GmbH
www.demenz-support-bfs.de
info@demenz-support-bfs.de
Telefon 0711-9978725

Deutsche Alzheimer Gesellschaft (DAlzG)

Die Deutsche Alzheimer Gesellschaft und ihre Mitgliedsgesellschaften sind Selbsthilfeorganisationen. Sie setzen sich bundesweit für die Verbesserung der Situation der Demenzkranken und ihrer Familien ein.

In den 80er Jahren schlossen sich an einzelnen Orten in Deutschland Angehörige von Demenzkranken, begleitet von fachlichen Helfern, zu Selbsthilfegruppen zusammen, um sich gegenseitig zu unterstützen und die Situation für die Betroffenen zu verbessern. Am 2. Dezember 1989 wurde die Deutsche Alzheimer Gesellschaft e. V. als Dachverband von engagierten Vertreterinnen und Vertretern der ersten Angehörigengruppen in Bad Boll gegründet.

Die Arbeit wird ganz überwiegend ehrenamtlich geleistet (Text: Webseite der DAlzG).

Ein Projekt, mit dem die DAlzG ihre Ziele umsetzt, ist das Alzheimer-Telefon. Unter der bundesweiten Rufnummer 01803-17 10 17 werden Angehörige, Betroffene und alle Ratsuchenden montags bis donnerstags von 9.00 bis 18.00 Uhr und freitags von 9.00 bis 15.00 Uhr beraten. Die Telefongebühren betragen 9 Cent pro Minute aus dem deutschen Festnetz. Dieses Projekt wird vom Bundesministerium für Familie, Senioren, Frauen und Jugend unterstützt.

Deutsche Alzheimer Gesellschaft e. V.
Selbsthilfe Demenz
Friedrichstraße 236
10969 BERLIN-Kreuzberg
Telefon 030 - 259 37 95 - 0
info@deutsche-alzheimer.de
www.deutsche-alzheimer.de

Arbeitsgemeinschaft unterstützte Selbsthilfe für Menschen mit Demenz (AGuSH)

Die AGuSH ist ein Zusammenschluss von Selbsthilfegruppen von Menschen mit Demenz, die sich dem Konzept der „Unterstützten Selbsthilfe" verpflichtet fühlen. Hier ist es wichtig, dass die Betroffenen bestimmen, was in den Gruppen geschieht und berufliche oder andere Helfer nur eine unterstützende Funktion, beispielsweise im organisatorischen Bereich, übernehmen. Die AGuSH will dieses Konzept weiter verbreiten und berät alle, die Interesse haben, ebenfalls unterstützte Selbsthilfegruppen zu initiieren, aufzubauen und in Kontakt mit bereits existierenden Gruppen zu treten.

Arbeitsgemeinschaft unterstützte Selbsthilfe für Menschen mit Demenz
c/o Michaela Kaplaneck
Am Steinsgraben 20
37085 Göttingen
info@agush.de
www.agush.de

Technische Hilfsmittel

Informationen über technische Hilfsmittel für Menschen mit Demenz finden Sie unter:

1. http://www.eva-stuttgart.de/fileadmin/redaktion/pdf/angebote_fuer/ Alzheimer_Beratung/Technische_Hilfsmittel_Demenz_10-3.pdf
2. http://www.deutsche-alzheimer.de/index.php?id=27#c673
3. Die *Demenz Support Stuttgart gGmbH* erarbeitet aktuell eine Übersicht über weitere in Deutschland zur Verfügung stehende technische Hilfsmittel für Menschen mit Demenz. info@demenz-support.de

demenz.DAS MAGAZIN

Alzheimer und Demenz sind gesellschaftliche Themen. demenz.DAS MAGAZIN ist daher keine Fachzeitschrift für Ärzte, Pflegekräfte oder Psychologen, sondern ein Magazin für alle Gesellschaftsgruppen. Ziel ist es, den Dialog zwischen den Beteiligten zu fördern. In den Heften kommen nicht nur Angehörige, berufliche Helfer, Künstler oder Kommunalpolitiker zu Wort, sondern auch die Betroffenen selbst – in Form von Portraits, Berichten oder Interviews. Im Kompetenzteam der Zeitschrift arbeiten Menschen mit Demenz aktiv mit, darunter auch Christian Zimmermann.

Herausgegeben wird das Magazin von Peter Wißmann *(Demenz Support Stuttgart gGmbH)* und Michael Ganß (Kunsttherapeut, Gerontologe).

Die Redaktion ist offen für Beiträge, Informationen und Hinweise von Menschen, die mit Alzheimer und Demenz leben, sowie von allen anderen Personen.

demenz.DAS MAGAZIN
Die Herausgeber
c/o Demenz Support Stuttgart gGmbH
Hölderlinstraße 4
70174 Stuttgart
p.wissmann@demenz-support.de
www.demenz-magazin.de

23. Bücher und DVDs – Unsere Empfehlungen

Es gibt Hunderte von Büchern über Alzheimer und Demenz. Aber fast alle wenden sich an Pflegekräfte, Mediziner und andere Berufsgruppen, viele auch an Angehörige. *Für* Menschen mit Alzheimer und Demenz hat bisher kaum jemand geschrieben. Und Bücher *von* Betroffenen gibt es im deutschsprachigen Raum gerade einmal die nachfolgend genannten (zwei davon als Übersetzungen aus dem Englischen) – und natürlich unser Buch, in dem Sie gerade lesen.

Bücher von Menschen mit Alzheimer/Demenz

Richard Taylor: *Alzheimer und ich. Leben mit Dr. Alzheimer im Kopf.* Verlag Hans Huber, Bern, 2008.
Der amerikanische Psychologe Richard Taylor lebt seit mehreren Jahren mit Alzheimer. In seinem Buch berichtet er eindrücklich über seine Gedanken, Gefühle und alltäglichen Erlebnisse. Sein Ziel ist es, andere Menschen darüber zu informieren, wie es sich mit „Dr. Alzheimer" im Kopf lebt. Dabei wendet er sich nicht nur an Betroffene, sondern auch an Angehörige und an professionell Pflegende. Ein aufrüttelndes Buch, brillant formuliert, oft auch mit einer Prise Humor und Ironie gewürzt. Ein Buch, das Augen und Herzen öffnet.
Helga Rohra: *Aus dem Schatten treten.* Mabuse-Verlag, Frankfurt am Main, 2011.
Die Münchnerin Helga Rohra lebt mit einer besondern Form der Demenz, der Lewy Body Demenz. Nachdem sie sich entschlossen hatte, sich nicht länger zu verstecken, sondern offensiv mit ihrer Diagnose umzugehen, ist sie zu einer Aktivistin geworden, die sich für die Belange

von Menschen mit Demenz einsetzt. In ihrem Buch schildert sie anhand von Alltagserlebnissen, wie schwer sich unsere Gesellschaft noch tut, mit der wachsenden Zahl von Demenzbetroffenen vernünftig umzugehen. Ihr Slogan lautet: „Ich will integriert werden."

Christine Bryden: *Mein Tanz mit der Demenz*. Verlag Hans Huber, Bern, 2011.

Die Australierin Christine Bryden war eine der ersten Betroffenen, die sich mutig als Demenzbetroffene zu erkennen gaben und in die Öffentlichkeit gingen. In ihrem Buch kann man nachvollziehen, wie es ihr gelingt, der Demenz ein aktives und autonomes Leben abzuringen. Mit ihrem Beispiel trägt sie dazu bei, vorhandene Ängste gegenüber der Demenz zu mindern, ohne dabei in Schönfärberei zu verfallen.

Demenz Support Stuttgart (Hrsg.): *Ich spreche für mich selbst – Menschen mit Demenz melden sich zu Wort*. Mabuse-Verlag, Frankfurt am Main, 2010.

Es wird viel über Menschen mit Demenz gesprochen, aber wenig mit ihnen. In diesem Buch ergreifen aber Betroffene selbst das Wort. Sie artikulieren Wünsche und Forderungen an das unmittelbare soziale Umfeld und an die Gesellschaft. Das Buch stellt ein eindrückliches Beispiel dafür dar, wie auf dem Wege „unterstützten Schreibens" Menschen, die mit einer Demenzdiagnose leben, eine Stimme gegeben werden kann. Auch Christian Zimmermann ist im Buch vertreten.

Richard Taylor: *Im Dunkeln würfeln. Portraits, Bilder und Geschichten einer Demenz*. Verlag Hans Huber, Bern, 2011.

In diesem Buch findet der Leser die stärksten und eindringlichsten Beschreibungen und Aussagen von Richard Taylor zu seinem Leben mit Alzheimer in Texten, kombiniert mit ausdrucksstarken Fotografien von Jürgen Georg.

Bücher für Menschen mit Demenz

Elisabeth Stechl et al.: *Demenz – Mit dem Vergessen leben. Ein Ratgeber für Betroffene.* Mabuse-Verlag, Frankfurt am Main, 2008.
Geschrieben von beruflichen Fachleuten für Menschen mit Demenz, dabei immer Aussagen von Betroffenen aufnehmend, stellt dieser Ratgeber eine gute Ergänzung zu unserem eigenen Buch dar. Zum einen stellt er kurz, knapp und verständlich die wesentlichen Informationen zum Thema Demenz und Alzheimer vor. Das hebt ihn von den zahlreichen anderen Sachbüchern zu diesem Thema ab. Zum anderen bietet er eine Reihe nützlicher Sachinformationen zu Themen wie Pflegeversicherung, Betreuungsverfügung, Tagesstätten und dergleichen mehr.

Bücher zum Umgang mit Krisen, Trauer und Angst

Christa Diegelmann/Margarete Isermann: *Kraft in der Krise. Ressourcen gegen die Angst.* Klett-Cotta Verlag, Stuttgart, 2011.
Lebenskrisen, wie sie auch die Diagnose und das Erleben von Alzheimer darstellen, lösen oft schwer beherrschbare Ängste aus. Angst führt jedoch zu Blockaden im Gehirn und kann schnell das ganze Leben beherrschen. In jedem Fall verhindert sie einen hilfreichen Umgang mit der als Bedrohung empfundenen Situation. In diesem Buch wird fundiert dargestellt, was wir heute über Angst und den Umgang mit ihr wissen. Darauf aufbauend enthält es viele hilfreiche Übungen, mit denen man den konstruktiven Umgang mit seiner Angst erproben und erlernen kann.
Linda Lehrhaupt/Petra Meibert: *Stress bewältigen mit Achtsamkeit. Zur inneren Ruhe kommen durch MBSR.* Kösel Verlag, München, 2010.
„MBSR – Stressbewältigung durch Achtsamkeit" heißt ein von Dr. Jon Kabat-Zinn entwickelter Ansatz, der hilft, mit belastenden Situationen konstruktiver zurechtzukommen. Man lernt, mit Stress, Schmerzen, Sorgen und schwierigen Gedanken und Gefühlen besser umzugehen und

schult sowohl Achtsamkeit als auch sein Körperbewusstsein. Menschen mit Ängsten oder chronischen Erkrankungen gehören zu den Hauptzielgruppen. Das Buch zeigt praxisnah, wie der MBSR-Ansatz funktioniert – auch wenn es seine Hauptwirkung vermutlich vor allem in Kombination mit der Teilnahme an einem MBSR-Kurs entfalten kann.

Weitere Bücher

Peter Whitehouse/Daniel George: *Mythos Alzheimer. Was Sie schon immer über Alzheimer wissen wollten, Ihnen aber nicht gesagt wurde.* Verlag Hans Huber, Bern, 2009.

Hier handelt es sich um eine nicht ganz einfach zu lesende Kost – die aber dennoch unbedingt zu empfehlen ist! In dem Buch räumt nämlich einer der weltweit profiliertesten Alzheimerforscher mit den Mythen des biomedizinischen Bildes von Alzheimer auf. Gemeinsam mit seinem Co-Autor zeigt er Wege auf, wie es unsere Gesellschaft lernen kann, dem angstbesetzten Alzheimerbild eine neue Geschichte der Gehirnalterung entgegenzusetzen und den betroffenen Menschen Mut zu machen.

Unser Tipp: Lesen, aber einzelne Kapitel ruhig überspringen.

Stiftung Diakonie in Hessen und Nassau (Hrsg.): *Kunst trotzt Demenz.* Edition chrismon, Frankfurt am Main, 2009.

Katalog einer Wanderausstellung mit Arbeiten von Künstlern mit und ohne Demenz, aber alle zum Thema Demenz – von Jörg Immendorf bis zu Christian Zimmermann. Für alle, die sich für Kunst interessieren, unbedingt zu empfehlen.

Saskia Hula (Text)/Karsten Teich (Illustrationen): *Oma kann sich nicht erinnern.* Verlag Sauerländer, Mannheim, 2006.

Als die Oma immer vergesslicher wird und merkwürdige Dinge tut, soll sie in ein Pflegeheim. Das gefällt ihr nicht und so „büchst" sie aus. Ihr Enkel lässt sie nicht im Stich und am Ende finden alle gemeinsam eine Lösung dafür, wie auch eine vergessliche Oma weiter so leben kann, wie sie es möchte. Eine wundervolle Hinführung zum Thema Gehirnalterung oder Alzheimer für Kinder ab 8 Jahre.

Magazine und Journale

demenz.DAS MAGAZIN. Verlag Vincentz Network GmbH & Co. KG, Hannover.
Kein Fachjournal für medizinische oder Pflegeberufe, sondern ein Magazin, das sich an alle Gruppen in der Gesellschaft wendet, hält der Leser hier in der Hand. Den Dialog über den Umgang mit dem Thema Demenz zwischen den verschiedenen Beteiligten zu fördern, ist erklärtes Ziel. Ebenso das, eine Plattform für die Artikulation von Alzheimer- und Demenzbetroffenen zu sein. Einzigartig ist, dass in dem Magazin Demenzbetroffene aktiv mitarbeiten. Kompetenzteammitglied der ersten Stunde ist Christian Zimmermann, einer der beiden Herausgeber ist Peter Wißmann.

DVDs

Demenz Support Stuttgart (Hrsg.): *Wege zum Leben – Menschen mit Demenz melden sich zu Wort. Premiumversion.* Mabuse-Verlag, Frankfurt am Main, 2011.
Die Box mit drei DVDs zeigt zum einen Impressionen von der Veranstaltung „Stimmig! Menschen mit Demenz melden sich Wort" (2010), bei der Menschen mit Demenz aus Deutschland, Schottland und aus den USA an die Öffentlichkeit traten. Mit dabei sind Christian Zimmermann, Helga Rohra, Richard Taylor und James McKillop. Zum anderen dokumentiert sie die Originalbeiträge (Reden, Statements, Gespräche) der genannten Personen sowie von Prof. Peter J. Whitehouse (Buch *Mythos Alzheimer*).

Demenz Support Stuttgart/Bürgerinstitut Frankfurt/Mabuse-Verlag (Hrsg.):
„Wir wollen mitreden! Menschen mit Demenz treten aus dem Schatten."
Mabuse-Verlag, Frankfurt am Main, 2011.
Christian Zimmermann, Christine Bryden, Helga Rohra und Richard
Taylor berichten am 15. April 2011 in Frankfurt über ihr Leben mit
Demenz. Wir erfahren etwas darüber, wie man mit Alzheimer leben
kann, wie die Umwelt reagiert und was sich die Redner, allesamt Alzheimer- und Demenzbetroffene, von ihrer Umwelt wünschen und erhoffen.

Literaturquellen und Nachweise

Passsagen, die in diesem Text wörtlich zitiert wurden entstammen bis auf wenige Ausnahmen den folgenden Pubikationen:

Demenz Support Stuttgart (Hrsg.): *Ich spreche für mich selbst. Menschen mit Demenz melden sich zu Wort.* Mabuse-Verlag, Frankfurt am Main, 2010.

Elisabeth Stechl, Elisabeth Steinhagen-Thiessen, Catarina Knüvener: *Demenz – Mit dem Vergessen leben. Ein Ratgeber für Betroffene.* Mabuse-Verlag, Frankfurt am Main, 2008.

demenz.DAS MAGAZIN, Nr. 7/2010 und Nr. 9/2011.

Die Ausnahmen sind im Folgenden einzeln aufgeführt.

Kapitel 6. Leben mit dem großen Unbekannten

„Inzwischen sind viele Forscher sogar der Ansicht, dass die Alzheimer-Veränderungen im Gehirn vielleicht gar nicht unbedingt als Krankheit zu werten sind, sondern in gewissem Umfang als regelhafte, ‚normale' Alterungsprozesse aufzufassen sind.“

Hans Förstl/Carola Kleinschmidt: *Das Anti-Alzheimer Buch. Ängste, Fakten, Präventionsmöglichkeiten.* Kösel Verlag, München, 2009, S. 36.

„Die so genannte Alzheimerkrankheit lässt sich vom normalen Alterungsprozess nicht wirklich unterscheiden und kein Verlauf ist mit einem anderen identisch (34). Bei jedem Menschen kommt es im Lauf der Zeit zu einer Gehirnalterung, aber jedes Gehirn altert auf unterschiedliche Weise. Manche Menschen büßen einige räumliche Fähigkeiten ein und andere verlieren verbale Fähigkeiten – kein Fall gleicht jemals einem anderen“ (40). Die

Gehirnalterung wurde übrigens nicht immer als eine Krankheit betrachtet, die den Namen ‚Alzheimer' trägt ...Wir sind die ersten Menschen, die meinen, dass die Gehirnalterung als solche eine (tragische) neurologische Erkrankung darstellt, die behoben werden kann. (58)
Peter J. Whitehouse/Daniel George: *Mythos Alzheimer. Was Sie schon immer über Alzheimer wissen wollten, Ihnen aber nicht gesagt wurde.* Verlag Hans Huber, Bern, 2009, S. 34, 40, 58.

Kapitel 17. Ungebetene Gäste

„Auch im späteren Leben kann Vertrauen in soziale Beziehungen noch gebildet und erworbene Defizite – wenn auch meist mühsam – ausgeglichen werden."

Christa Diegelmann/Margarete Isermann: *Kraft in der Krise. Ressourcen gegen die Angst.* Klett-Cotta Verlag, Stuttgart, 2011, S. 29.

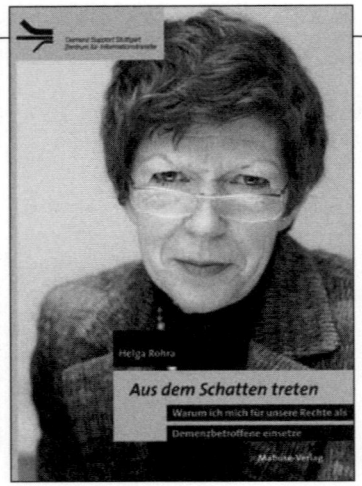

Helga Rohra

Aus dem Schatten treten
Warum ich mich für unsere Rechte
als Demenzbetroffene einsetze.
Mit einem Nachwort von Dr. Elisabeth Stechl
und Prof. Dr. Hans Förstl
Klappenbroschur, 133 S., 16,90 Euro, ISBN 978-3-940529-86-2

Mit 54 Jahren wurde Helga Rohra die Diagnose Lewy-Body-Demenz gestellt. Sie stürzte in eine Depression, aus der sie sich mühsam befreien
konnte. Heute reist sie unermüdlich zu Kongressen und Presseterminen,
um vor Fachleuten und in der breiten Öffentlichkeit die Sache der Menschen mit Demenz zu vertreten.
Ihr Buch erzählt nicht nur die Geschichte einer unwahrscheinlich willens-
starken Frau. Es macht klar, welche Hürden Menschen mit Demenz in
unserer Gesellschaft überwinden müssen – und welche Potenziale noch
in ihnen stecken.

Mabuse-Verlag
Postfach 900647 b • 60446 Frankfurt am Main
Tel.: 069 – 70 79 96-16 • Fax: 069 – 70 41 52
info@mabuse-verlag.de • www.mabuse-verlag.de

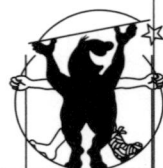